国家卫生健康委员会"十四五"规划教材

全国中等卫生职业教育教材

供护理专业用

老年保健

第2版

主　编　陈　静　息淑娟

副主编　杨慧兰　邓翠莲

编　委（按姓氏笔画排序）

邓翠莲（广东省新兴中药学校）

李丽娟（河北地质大学华信学院）

杨慧兰（海宁卫生学校）

张　钦（太原市卫生学校）

陈　静（太原市卫生学校）

息淑娟（衡水卫生学校）

徐小娜（山东省青岛卫生学校）

徐小晴（成都铁路卫生学校）

雒翠林（吕梁市卫生学校）

U0207810

人民卫生出版社

·北　京·

图书在版编目（CIP）数据

老年保健/陈静，息淑娟主编. —2 版. —北京：
人民卫生出版社，2022.12
ISBN 978-7-117-34328-2

Ⅰ．①老⋯ Ⅱ．①陈⋯②息⋯ Ⅲ．①老年人－保健
Ⅳ．①R161.7

中国版本图书馆 CIP 数据核字（2022）第 250834 号

人卫智网	www.ipmph.com	医学教育、学术、考试、健康，购书智慧智能综合服务平台
人卫官网	www.pmph.com	人卫官方资讯发布平台

老 年 保 健
Laonian Baojian
第 2 版

主　　编：陈　静　息淑娟
出版发行：人民卫生出版社（中继线 010-59780011）
地　　址：北京市朝阳区潘家园南里 19 号
邮　　编：100021
E - mail：pmph @ pmph.com
购书热线：010-59787592　010-59787584　010-65264830
印　　刷：人卫印务（北京）有限公司
经　　销：新华书店
开　　本：850×1168　1/16　印张：13
字　　数：277 千字
版　　次：2015 年 7 月第 1 版　　2022 年 12 月第 2 版
印　　次：2023 年 2 月第 1 次印刷
标准书号：ISBN 978-7-117-34328-2
定　　价：46.00 元
打击盗版举报电话：010-59787491　E-mail：WQ @ pmph.com
质量问题联系电话：010-59787234　E-mail：zhiliang @ pmph.com
数字融合服务电话：4001118166　　E-mail：zengzhi @ pmph.com

修订说明

为服务卫生健康事业高质量发展，满足高素质技术技能人才的培养需求，人民卫生出版社在教育部、国家卫生健康委员会的领导和支持下，按照新修订的《中华人民共和国职业教育法》实施要求，紧紧围绕落实立德树人根本任务，依据最新版《职业教育专业目录》和《中等职业学校专业教学标准》，由全国卫生健康职业教育教学指导委员会指导，经过广泛的调研论证，启动了全国中等卫生职业教育护理、医学检验技术、医学影像技术、康复技术等专业第四轮规划教材修订工作。

第四轮修订坚持以习近平新时代中国特色社会主义思想为指导，全面落实《习近平新时代中国特色社会主义思想进课程教材指南》《"党的领导"相关内容进大中小学课程教材指南》等要求，突出育人宗旨、就业导向，强调德技并修、知行合一，注重中高衔接、立体建设。坚持一体化设计，提升信息化水平，精选教材内容，反映课程思政实践成果，落实岗课赛证融通综合育人，体现新知识、新技术、新工艺和新方法。

第四轮教材按照《儿童青少年学习用品近视防控卫生要求》（GB 40070—2021）进行整体设计，纸张、印刷质量以及正文用字、行空等均达到要求，更有利于学生用眼卫生和健康学习。

第四轮教材修订编写工作于2021年正式启动，将于2022年8月开始陆续出版，供全国各中等卫生职业学校选用。

2022年7月

前　言

随着全球医疗水平、生活水平的提升及生育率的下降，老龄化速度加快是大势所趋。如何延缓衰老，维护和促进老年人健康，提高老年人的生活水平和生活质量，为老年人提供全面、系统、规范的老年预防保健服务，是照护人员面临的严峻挑战。为满足社会对技术技能人才的需求，提高老年护理专业人才培养质量，加速老年护理方向的教材建设已迫在眉睫。依据职业教育国家教学标准体系文件要求，在全国卫生健康职业教育教学指导委员会专家指导下，我们对全国中等职业教育护理专业教材《老年保健》进行了修订。

本次修订坚持以习近平新时代中国特色社会主义思想为指导，紧扣护理专业的培养目标和要求，突出"敬佑生命、救死扶伤、甘于奉献、大爱无疆"的职业精神和课程思政育人理念，培养学生具有高度的责任心、尊重关爱老年群体身心健康的职业素养，并且能够潜心钻研、细心观察、耐心指导、悉心照顾，具有对老年人进行维护健康的保健指导和健康教育的能力。

全书以老年人健康为中心，以预防保健为主线，指导老年人维持最佳的健康状态，以达到健康老龄化的目标。具体内容涵盖老年人躯体、心理、社会整体人的健康保健，弘扬中医传统养生保健方法，设置实用性强的实训项目，配有操作视频，形象直观、通俗易懂。为激发学生学习兴趣、掌握重难点，每章前面有"学习目标""情景导入"，正文穿插"知识拓展"模块。为提高学生的综合运用能力、巩固所学知识，在每章后都有"章末小结""思考与练习"，便于学生进行巩固练习。

本书为中等卫生职业教育护理专业教材，也可供临床护理人员、社区护理人员、老年护理岗位培训人员、养老机构护理人员参考使用。

在编写本书的过程中，各编者所在单位给予大力支持和鼓励，在此一并表示诚挚的谢意！

本教材虽经反复讨论、修改和审阅，但鉴于能力和水平有限，难免有疏漏和不足之处，恳请专家、护理同仁及使用本教材的各位读者批评指正，以便不断改进和完善。

陈　静　息淑娟

2022 年 7 月

目 录

附录　181

第一章 | 绪 论

01章 数字内容

学习目标

1. 具有仁爱之心和尊重老年人的职业素养，能细心观察、敏锐发现老年群体的健康问题，进行正确的健康指导。
2. 掌握老年保健、自我保健的概念；老年保健重点人群；老年人自我保健措施。
3. 熟悉老年保健的基本原则、任务与策略；老年人的健康行为与健康促进。
4. 了解国内外老年保健的发展现状。
5. 学会指导老年人进行自我保健，促进老年人身心健康。

　　我国老龄人口的不断增长，给社会各方面带来深远影响及压力，最为突出的是老年人的医疗及护理方面的问题与挑战，老年人对养老的需求也有明显增加。发达国家通过养老服务整合、养老机构向医护型转型等方式进行了一系列改革，取得了良好的效果。在我国"未富先老，未备先老"的背景下，满足老年人的健康需求，提高老年人的生活质量显得尤为重要。树立"大健康服务"新观念，做好老年保健工作具有重要意义。

 工作情景与任务

导入情景：

　　张爷爷，83岁，丧偶独居，生活基本能够自理。两个女儿都在本市，每周看望父亲1~2次。张爷爷性格开朗，健谈，经常与老朋友一起去公园唱歌；有吸烟习惯，每日1包烟。张爷爷有高血压病史20余年，每日服抗高血压药；脂代谢异常，甘油三酯偏高；最近偶尔有头晕现象。来院就诊。

工作任务：

1. 作为社区保健护士，请您帮助张爷爷分析如何应对头晕现象。
2. 针对张爷爷的问题，请为他制订一份自我保健计划。

第一节　老年保健概述

一、老年保健的概念

世界卫生组织（World Health Organization，WHO）对老年保健的定义是：平等享有卫生资源的基础上，充分利用现有的人力、物力，以促进和维护老年人健康为目的，发展老年保健事业，使老年人得到基本的医疗、护理、康复、保健等服务。

随着社会经济和医疗保健事业的发展，人们生活及健康水平不断提高，人类平均寿命逐渐延长，老年人占总人口的比重日渐增多。国家要加强对老年人口、老年性疾病及其相关因素的研究，探索适合中国国情的老年卫生保健服务模式，制定老年保健政策；建立和完善老年医疗保险制度，发展多种形式的老年卫生保健服务；加快老年医疗、卫生保健服务网络的建设，逐步建立老年医院、护理或康复中心；指导老年人改善不良的生活习惯和行为，鼓励他们自觉地维护健康，预防疾病，提高生活质量。

 知识拓展

社会老龄化

联合国规定：一个国家或地区，年满 65 岁的老年人口占总人口数的 7% 以上，或年满 60 岁的老年人占总人口数的 10% 以上，即可定为老年型社会（社会老龄化）。根据我国实际情况，划分老年期的标准是：45～59 岁为老年前期（中年人），60～79 岁为老年期，80 岁以上为高龄老年期，90 岁以上为长寿期（长寿老人），超过 100 岁的长寿期老人又叫百岁老人。

二、老年保健的原则

（一）联合国老年原则

联合国大会于 1991 年 12 月 16 日通过了《联合国老年人原则》（第 46/91 号决议）：认识到老年人的处境，在国与国之间有极大的差异；意识到所有国家老年人的人数不断增加，而且健康状况比以往更好，科学研究已否定了年老必衰、每况愈下的陈旧观念；深信老年人口比例日益增长的现实世界，必须提供机会，让有意愿、有能力的老年人参加社会日常活动并且力所能及作出贡献；在发达国家和发展中国家，家庭生活的压力需要对那些照顾体弱老年人的群体给予支助，铭记《老龄问题国际行动计划》以及国际劳工组织、世界卫生组织和其他联合国实体通过的公约、建议和决议所已确定的标准，鼓励各国政府尽可能将下列原则纳入本国老年健康方案：

1. 独立性原则

（1）老年人应通过收入、家庭和社会支持及自我储备去获得足够的食物、住宅及庇护场所。

（2）老年人应有继续参加工作的机会或其他有收入的机会。

（3）老年人应当能参与决定何时及采取何种方式从劳动力队伍中退休。

（4）老年人应当有机会获得适宜的教育和培训。

（5）老年人应当能够生活在安全、与个人爱好和能力变化相适应及丰富多彩的环境中。

（6）老年人应当能够尽可能长期生活在家中。

2. 参与性原则

（1）老年人可以参加社会活动，参与部分卫生法规的政策制定等，并与年轻人共同开发科研等工作，享受同等待遇。

（2）老年人可以积极参与社区服务，根据兴趣发挥自己的特长。

（3）老年人可以组织自己的协会或组织。

3. 照顾原则

（1）老年人应享有与其社会文化背景相适应的家庭和社区的照顾与保护。

（2）老年人应享有卫生保健护理服务，以维持或重新获得最佳的生理、心理与情绪健康水平，预防或推迟疾病的发生。

（3）老年人应享有社会和法律的服务，以提高其自主能力，得到更好的保障和照顾。

（4）老年人应利用适宜的服务机构，获得政府提供的保障、康复、心理和社会性服务及精神支持。

（5）老年人在其所归属的任何一种庇护场所、保健和治疗机构中都能享受人权和基本自由，包括充分尊重他们的尊严、信仰、利益、需求、隐私，以及对其自身保健和生活质量的决定权。

4. 自我充实原则

（1）老年人应当追求充分发展自己潜力的机会。

（2）老年人应当享受社会中的教育、文化、精神和娱乐资源。

5. 尊严性原则

（1）老年人生活应有尊严和保障，避免受到剥削和身心虐待。

（2）所有老年人都应被公正对待，并尊重他们对社会的贡献。

（二）老年保健的基本原则

老年保健基本原则是开展老年保健工作的行动准则，包括以下五项原则：

1. 全面性原则　老年人健康包括身体、心理和社会三方面，故老年保健也应该是多维度、综合性的。全面性原则包含三层含义：①老年保健的对象，应该是全体老年人；②老年保健是多层次的，不仅要关注身体健康，而且也要重视其心理健康以及社会适应方面的问题；③老年保健是多阶段的，不仅对老年人疾病和功能障碍的治疗，还包含预防与康复，以及健康促进，提高其适应社会的能力。

2. 区域化原则　是指为了使老年人能方便、快捷地获得服务，以社区为基础来提供老年保健服务。社区老年保健的工作重点是针对老年人独特的需要，确保在要求的时间、地点，为真正需要服务的老年人提供社会援助。现阶段，中国专家推崇"9073"的养老模式，即老年人90%由家庭自我照顾；7%享受社区养老，提供日间照料；3%选择机构养老服务。老年人居家养老、社区保健是主要形态，一方面，通过在家庭、邻居、社区一级提供保健和社会服务，帮助老年人及其照顾者；另一方面，已建立的长期护理机构通过专业或辅助性服务，日益深入社区提供老年保健。

3. 费用分担原则　由于日益增长的老年保健需求和紧缺的财政支持，老年保健的费用应采取多渠道筹集社会保障基金的办法，即政府承担一部分、保险公司的保险金补偿一部分、老年人自付一部分。这种"风险共担"的原则越来越为大多数人所接受，我国正在探索国家、企业、个人三方负责的多层次老年人医疗健康保障体系。

4. 功能分化原则　随着老年保健的需求增加，在老年保健的计划、组织、实施及评价等各个层面都有所体现。由于老年人的疾病有其特征和特殊的发展规律，老年护理院和老年医院的建立就成了功能分化的最初形式；老年人可能会存在特殊的生理、心理和社会问题，因此，不仅要有从事老年医学研究的医护人员，还应当有精神病学家、心理学家和社会工作者参与老年保健，在老年保健的人力配备上也显示明确的功能分化。

5. 个性化原则　由于传统文化的影响，认为年老即弱。有些老年人容易因生活中受到过分周到、细致的照顾，对医护人员或家人产生依赖，影响到他们机体正常功能和能力的开发，导致功能废退。因此，对老年人坚持个性化的保健护理，要充分调动老年人自身的主观能动性，依靠其自身力量，维护健康，促进康复。

三、老年保健的群体及特点

老年保健的重点群体包括：①高龄老年人；②"空巢"老年人；③丧偶老年人；④患慢性病的老年人；⑤新近出院的老年人；⑥有精神障碍的老年人；⑦离退休的老年人。

（一）高龄老年人

高龄老年人是指年龄在80岁以上的老年人，身体功能在逐渐衰退。特点是：①一般体弱多病，生活自理能力差或不能自理；②大多数高龄老年人需要家庭和社会向他们提供经济帮助、医疗服务和生活照顾。因此，高龄老年人对医疗保健需求日益增大。

（二）"空巢"老年人

"空巢"老年人，一般是指子女离家后的老年人。随着社会老龄化程度的加深，"空巢"老年人比例增大，已经成为一个不容忽视的社会问题。特点是：当子女由于工作、学习、结婚等原因而离家后，独守"空巢"的老年夫妇，一些人因此而产生心理失调的症状。"空巢"老年人的养老保健，引发社会的关注。

（三）丧偶老年人

丧偶老年人随增龄而增加，又称独居老人。不仅子女离家，而且丧偶，是比"空巢"老年人更弱势的群体。特点：①女性丧偶概率大于男性；②丧偶的老年人发生心理障碍的概率高于有配偶者；③丧偶常常导致老年人原有疾病复发或抑郁症。预计到2050年，我国临终无子女的老年人将达到7 900万左右，独居和"空巢"老年人将占54%以上。因此，要为独居老年人提供健康服务，送医送药上门，减轻老年人的压力，协助解决老年人的医疗保健问题。

（四）患慢性病的老年人

随着年龄增加，老年人的健康状况不断下降，老年群体中60%～70%有慢性病，特点是：常有多种疾病共存，病情复杂、病程长，同时有心理问题存在。健康中国行动推进会上公布我国目前已有超过1.8亿的老年人患有慢性病，健康预期寿命仅为68.7岁，他们也是需要做好健康服务的重点群体。

（五）新近出院的老年人

疾病初愈，近期刚出院的老年人的特点是：因病情尚未完全康复，需要继续治疗和康复护理；如不能积极治疗，疾病极易复发甚至导致死亡。因此，社区医护人员应做好家庭随访和病情观察。

（六）有精神障碍的老年人

患有精神障碍的老年人常见于神经衰弱、焦虑症、抑郁症、阿尔茨海默病综合征患者，其特点为：认知功能减退或丧失，自理能力减退，医疗护理和保健服务要求高于其他人群，所以，医护人员和全社会都应关注患有精神障碍的老年人。

（七）离退休的老年人

离退休的老年人是指根据国家有关规定，因年老到龄而退出工作岗位的老年人。特点：孤独和寂寞是大多数老年人退休后的心境，需恰当疏导，尽快适应。老年人几十年对社会的贡献，有的想回归到一个充满理解和爱的家，享受后辈和社会尊敬、关爱；有的老年人有强烈的求知欲，活到老、学到老，从知识中获得快乐和满足；有的老年人想发挥余热，奉献社会，服务社会的美好愿望。我们应该关注他们的身心健康，帮助满足需求，提供健康促进服务。

四、老年保健的任务与策略

（一）老年保健的任务

老年保健是老年医学的一个重要组成部分，主要任务是研究人类衰老的规律特征，探讨延缓衰老、延长健康预期寿命的对策，开展老年性疾病的防治，指导老年人的日常生活、养生锻炼以及自我保健方法，有效提高老年人生活质量。

老年保健是一门新兴的综合性学科，从广义上分析，老年保健的内容应包括对老年人的生活起居、饮食营养、健身锻炼、日常安全行为等提出积极有效的建议和指导；广泛地开展老年健康教育和健康促进活动，科学指导老年人就医，学会对常见症状、慢性病的自我保健与康复；不断提高老年人的生活质量，鼓励老年人能继续发挥自己的专长和潜力，为国家和社会多作贡献，身心愉快，安度晚年，以实现健康长寿的宏伟目标。为此，我们重点做好以下三方面的工作：

1. 早期预防　老年保健针对延缓衰老，以及老年性疾病防治应遵循衰老变化的规律及老年病发生和发展的特点，做好早期预防保健，抓得越早效果越好。

2. 长期保健　坚持长期选择健康的生活方式，积极采取预防保健措施、落实健康行为促进活动，老年人才能实现延年益寿、达到健康保健的目标。

3. 综合应对　中西医都确认人体是一个统一的整体，衰老变化和老年病的形成原因都是多方面的、综合性的。老年病具有不典型性及多种疾病共存的特点，老年保健必须因人而异、采取综合性对策。

（二）老年保健的策略

1. 21世纪全球养老新策略　伴随社会的进步和物质文化生活水平的提高，养老理念和措施在不断地发展完善。世界老龄联合会提出了21世纪的养老新理念：①养老意义从安身立命向情感依托转变；②个人需求从物质享受向精神享受转变；③保健理念从经验养生向科学养生转变；④养老目标从追求生命数量向追求生命质量转变。老年人应该理智地面对生活，积极主动做好老年保健，去体验幸福安康，这样才能提高老年人的生命质量。

2. 中国特色的老年保健策略　目前，老年人不仅活得长久、更要活得健康，享受高质量的老年生活已逐渐成为国民共识。根据老年保健目标，结合老年人的权益和特点，可将我国的老年保健策略归纳为6个"有"，涉及老年人的生存、健康、发展和成就。

（1）老有所养：家庭养老仍然是我国老年人养老的主要方式，老年人希望生活稳定，特别是退休后没有退休金或是没有基本保障的老年人，他们都希望子女能够尽孝心，行赡养之责，过上衣食无忧的日子。但是当今"421"的家庭结构，造成家庭养老功能逐渐弱化，养老由家庭与社会相结合，社会逐步建立完善的社区老年服务设施和机构，增加养老资金的投入，确保老年人的基本生活和服务保障，将成为老年人安度幸福晚年的重要方向。

（2）老有所乐：老年人退休，离开自己奉献了一生的工作岗位，有时间来享受生活的乐趣，丰富自己的文化生活。社会有责任为老年人提供条件，引导老年人参与各种社会文化活动，提高文化修养，保持身心健康。例如社区内可建立老年活动中心，开展健康讲座、广场舞、琴棋书画等文娱活动，组织观光旅游、参与社会公益活动等。

（3）老有所医：人口老龄化进程加剧，建立完善老年保健护理服务体系，提高老年服务能力已经迫在眉睫。坚持政府主导，鼓励社会力量广泛参与，推进医养融合，扩大老年保健服务供给，规范服务内容及标准，逐步实现社会化的医疗保险，运用立法的手段和国家、集体、个人合理分担的原则,将大多数的公民纳入这一体系当中,真正实现"老有所医"。

(4)老有所学:老年大学为老年人提供了再次学习,受教育的机会,也为老年人的社会交往创造了有利的条件。老年人活到老,学到老,他们依据自己的兴趣爱好报名参加学习,如医疗保健、绘画、唱歌、烹调等,这些知识又给老有所为奠定了基础,老年学员通过学习,精神面貌发生改观,生活变得充实而活跃,身体健康状况也明显改善,有助于老年人潜能的发挥。

(5)老有所为:①发挥余热,将自己的知识和经验直接用于社会活动中,如从事各种技术咨询服务、医疗保健服务、人才培养等;②间接服务社会,如写回忆录、参与社会公益活动、出谋划策、支持子女工作,做力所能及的家务劳动等。因人口老龄化快速发展,许多国家出现劳动力不足的问题,老有所为在一定程度上缓和了社会矛盾;同时,也提高老年人个人收入,对在社会和家庭中的地位及改善自身生活质量起到积极的作用。

(6)老有所教:老年教育是老年保健的重要组成部分,通过广泛开展有针对性的、科学系统的健康教育,引导老年人增强自我保健意识,提倡健康、文明的生活方式,提高老年群体的身体素质及卫生知识水平和疾病防治能力。老年人在人生阅历中积累了广博的知识和丰富的经验,老年教育的过程,不完全是师生之间"施与受"的关系,而是双方经验或技巧的交流互动过程。这种角色的调整,不但使老年人能继续为社会贡献一份心力,同时也满足其个人的成就需要。

第二节　国内外老年保健发展趋势

一、国外老年保健现状及发展

伴随社会经济的发展和人口老龄化进程加剧,人们对老年人的生理、心理及社会等研究的不断开展,大多数的发达国家开始采取以社区为中心的社区老年保健服务等形式开展老年人的健康保健。在欧洲、美洲和亚洲的日本等经济发达国家,逐步建立规范、完善的老年保健服务体系,近年来不断为老年人扩大保健设施及福利设施,提高社会服务能力。

(一)英国的老年保健现状及发展

老年保健最初起源于英国。英国的国家医疗服务体系(National Health Service,NHS)覆盖面非常广泛,制度框架完善,管理运行机制健全,维护公众健康、保障人人享有免费基本医疗卫生服务。

英国在1930年进入老龄化社会,比美国早10年。为了提高老年人生活质量,英国政府从20世纪50年代后期开始逐渐推行社区照顾的养老模式,是现代社区卫生服务的发源地。

到了 90 年代，政府将老年人照护问题纳入社区管理，推进公共卫生机构、私营及志愿组织等为老年人提供护理服务，满足健康需求。英国坚持政府主导，鼓励社会力量广泛参与，推进医养融合，扩大老年保健服务供给资源，规范服务内容及标准，加强监管，确保老年人获得高质量的护理保健服务。

2008 年，英国政府颁布了《健康与社会照护法案》，把对医疗卫生和社会照护的监管合并到同一个机构，负责英国所有卫生和社会保健服务。近年来，英国政府另一举措就是大力发展中期护理保健服务，重心在于康复服务，降低住院率，尽早出院，提高老年人的生活质量。英国通过提供社区照顾，老年人保健服务的成熟模式被许多国家效仿和借鉴，广泛推广运用。

（二）德国的老年保健现状及发展

德国老龄化程度位居全球前列。德国 65 岁以上老年人占人口总数的 21%；老龄化程度日益严重，老年护理、保健人员短缺严重。德国的老年护理保健行业起步较早，技术先进，经验丰富。德国建立了较完善的服务体系，也是世界上最早建立社会保障制度的国家。德国一直坚持推行强制性的社会保险制度。以社会健康保险为主商业保险为辅的医疗保险制度，覆盖了约 99% 的人口。

德国的养老分以下几种类型：①居家护理养老；②老年社区式养老；③老年人与年轻人合租；④养老机构养老。"社区养老"介于居家养老和养老院之间，每天都会有护理人员上门进行护理，生活在社区内，也不脱离原有社区的人际关系。德国还有各种老人互助的项目。例如，"多代公寓"把各年龄段的人吸引到一栋公寓里居住，公寓里有孩子，有年轻人，还有老年人，大家相互帮助，如同一个大家庭，社区义工也会定期上门。在年轻时参加"储蓄时间"义工项目，老了就可免费享受义工服务。德国是养老事业成熟的国家之一，不论是养老制度、保障体系、养老关怀、养老创新等，都值得我们关注与学习。

（三）美国的老年保健现状及发展

美国从 1935 年通过了社会保障法案，正式引入公共养老保障制度。1967 年修订社会保障法，增加享受养老金的人数。之后，社会保障制度不断完善，社会福利事业有了较大发展。老年服务的机构主要有护理之家、日间护理院、家庭保健、老人养护院等，大约 20% 的老年人每年接受一次服务，享有保健、营养在内的广泛服务。

美国养老模式多元化，包括居家养老护理、社区养老和机构养老等。机构养老约占 20%，大多还是居家养老和社区养老。居家养老模式丰富多元：会员制模式、合作居住模式、PACE 医疗护理模式（综合性老人健康护理计划）；除居家养老外，根据老年人健康程度分为活跃及独立生活社区、协助生活社区、特殊护理社区及 CCRC 模式（持续护理社区）；一些高龄老人往往倾向于入住专业养老机构，包括老年公寓、养老院、护理院等。

美国现行养老保险体系主要由三大支柱构成：第一支柱是由政府主导、强制实施的社会养老保险制度，即联邦退休金制度；第二支柱是由企业主导、雇主和雇员共同出资的企业补充养老保险制度，即企业年金计划；第三支柱是由个人负责、自愿参加的个人储蓄养老保险制度，即个人退休金计划。这三大支柱俗称"三脚凳"，分别发挥政府、企业和个人作用，相互补充，形成合力，为退休人员提供多渠道、可靠的养老保障。也是目前许多国家采用的养老金方式。

（四）日本的老年保健现状及发展

日本在 20 世纪 70 年代进入老龄化社会，是亚洲地区最早进入老龄化社会的国家。老年保健起步较晚，但发展较快。1982 年的《老人保健法》解决了老年医疗保健的后顾之忧，制度的创建推动了保健事业的发展，将保健事业作为医疗体系进行新的定位，将老人的医疗和保健从一般人的健康保险体系中剥离出来，形成相对独立的体系，提供健康教育、健康咨询、健康检查、功能训练、保健巡回指导等服务。

据 2019 年统计，日本是世界第一长寿国，人均寿命 84 岁。长寿老人在保障健康营养的基础上，注重睡眠和良好的作息模式，要求公民超过 70 岁，必须参加指定的保健运动。目前日本的老年保健已形成较完整的体系，包含老年福利、老年保健、护理保险等方面法律，并形成了涉及医疗、老年保健设施和老年人访问护理的系列制度。老人保健设施是介于医院和特别护理养老院之间的中间设施。主要功能是对完成治疗的老人进行身体康复和生活功能康复训练，使他们能够很快地恢复到生活自理的程度。老人访问看护制度，即对有病或负伤，在家卧床或处于准卧床的老年人，派护士或保健师到病人家中进行照顾和必要的辅助诊疗服务。主要观察病情、照顾饮食起居、对家庭人员进行护理指导。

二、我国的老年保健现状及发展

我国政府对老年人十分关注，为促进老年人医疗保健事业的发展，国家颁布了一系列法律法规和政策，建立有中国特色的老年人社会保健制度和社会互助制度，建立以家庭养老为基础、社区服务为依托、社区养老为补充，以老年福利、医疗保健、生活照料、文化教育、体育健身、法律服务为主要内容的老年人服务体系和保健模式。

我国老年学和老年医学研究始于 20 世纪 50 年代，到 80 年代以后，得到了长足的发展。1982 年成立了中国老龄化问题全国委员会；1994 年，中国老年保健医学研究会成立；1996 年，劳动部颁布了《中华人民共和国老年人权益保障法》对老年人群体各方面权益通过了法律上的确认。建立了老年学、老年医学的研究机构，老年心理学、老年社会学等应运而生，对老年人的社会保障、赡养与抚养、参与社会发展等有明确的法规。

2000 年《中共中央、国务院关于加强老龄工作的决定》出台，对老龄工作具有重大意义。该文件确定了 21 世纪初老龄工作和老龄事业发展的指导思想、基本原则和目标任务，切实保障了老年人的合法权益，逐步建设国家、社会、家庭和个人相结合的养老保障机制。2001 年国务院印发《中国老龄事业发展"十五"计划纲要（2001—2005）》，提出老年卫生保健发展的目标、任务和措施；2006 年国务院印发《中国老龄事业发展"十一五"规划》，明确指出建立健全以社区卫生服务为基础的老年医疗保健服务体系；2015 年国家卫生和计划生育委员会等九部门颁布《关于推进医疗卫生与养老服务相结合的指导意见》，推进落实医养结合，发展老年保健已成为政府的重要目标。

国务院办公厅 2020 年 12 月 14 日印发《关于促进养老托育服务健康发展的意见》，要求健全老有所养的政策体系，强化政府职能，统筹推进城乡养老发展；扩大多方参与、多种方式的养老保健服务供给。促进康养融合发展，深化医养有机结合，发展养老服务联合体；完善养老服务综合监管体系，防范各类风险。

为了加速我国老年保健的发展，建立在政府引导下，以需求为导向，以服务为中心，以社会组织为支持的立体化、综合式的养老保健服务体系，使社区居家养老服务体系坚实可靠，达到服务方式多元化、投资主体多样化、养老保健普及化、服务队伍专业化。我国正在借鉴先进国家的宝贵经验，积极探索具有中国特色的老年人保健模式，满足老年人的健康需求。

1. 老年医疗保健纳入三级预防保健网的工作任务之中，城市、农村的三级医疗预防保健网把老年人医疗保健纳入工作范围之中，省、市二、三级医院对社区老年人医疗保健工作进行技术指导，有条件的医院创建老年病科（房）、老年门诊和老年家庭病房。

2. 医疗单位与社会福利、保健机构协作医务人员走出医院，走进社区保健、福利机构进行指导，进行老年人常见病、慢性病、多发病的研究和防治工作，并开展老年人保健教育及健康体检。

3. 开展老年人社区、家庭医疗护理，各级医院为老年人提供上门服务送医送药，开展老年人社区康复工作和家庭医疗护理。

4. 建立院外保健福利机构，开展服务项目。有些城市开办了老年日间医院，为社区、家庭排忧解难。我国的老年社区和家庭医疗保健正在逐步发展，目前老年保健机构有：社会福利院、敬老院、老年公寓、托老所（包括日托、全托和临时托等）。

5. 开展老年人健康教育。根据老年人的特点，逐步开展以老年人自我保健、疾病防治知识为主的老年健康教育，调动老人积极参与维护健康的活动，使广大老年人掌握基本的保健知识和方法，提高自我保健能力，达到健康促进的目的，提高生活质量。

第三节　老年人自我保健和健康行为促进

一、老年人自我保健

（一）自我保健的概念

自我保健是个人、家庭、邻里、亲友和同事自己进行的卫生活动。自我保健活动包括两部分：

1. 个体不断地获得自我保健的知识，并形成某种机体内在的自我保健机制，是人们自我防卫的本能之一。

2. 利用学习和掌握的保健知识,自觉地、主动地对自身的健康负责,根据自己的健康需求而进行自我保健活动。

老年人自我保健是指老年人利用自己所掌握的卫生知识和保健方法,不依赖医务人员、完全靠自己和家庭成员的力量,对身体进行自我监测、观察、诊断、治疗、护理、预防和养生,并建立适合自己和家庭成员健康长寿的卫生保健方法。

(二)老年人自我保健的措施内容

老年人自我保健强调和重视"自我"在保健中的地位和作用,在医护人员的健康教育和指导下进行的一种自助和互助的保健活动。充分发挥老年人的主观能动性,突出健康的"自我负责"精神。积极参加社区保健活动、讲座学习,提高健康知识水平;学会主动改善生活环境,建立正确的健康意识,养成积极向上的心理状态,改变不良的生活习惯和行为方式,提高自我保健能力。

1. 自我监测 自我进行身体症状、体征变化的监测。包括自我观察和自我检查。自我观察是通过"视、听、嗅、触"等方法观察自己的健康状况;自我检查,即通过自己所能掌握的检查方法、试剂、仪器等工具,进行自我诊断。关注自己身体所发生的变化,及时寻求相应的医疗保健服务。

2. 自我治疗 包括药物和非药物疗法。指导患慢性病的老年人科学、安全服药,帮助老年人及其家属明确用药目的、剂量、时间、疗程等,切忌盲目服用任何药物。结合病情,配合采用非药物疗法,进行适当的体育锻炼、功能康复训练、物理治疗等自助的保健活动。

3. 自我护理 在生活中能够锻炼老年人的自理能力,自我调节、自我照料;针对性调适自我的心理卫生、科学合理用药、消毒包扎简单伤口、运用传统中医养生和物理疗法进行自我保健。

4. 自我急救 老年人及家属参加急救教育和培训,具备应急救护意识和技能。老年人会拨打急救电话,心脑血管疾病患者外出时随身携带急救药盒,自制急救卡等应急方法。在突发危急的情况下,实施自我救治,争分夺秒地挽救生命,提高复苏效果。

5. 自我预防 健康问题防胜于治,做好定期体检,对疾病早发现、早治疗。老年人做到生活规律,起居有常;调适心理状态,适应健康的需要;经常开窗通风,空气新鲜,温湿度适宜;注意保持个人卫生,保障充足睡眠;进行适当户外活动的同时做好自我安全防护。

 知识拓展

提高老年人免疫力的方法

1. 保持乐观的心情,心态好决定一切,人的机体的免疫状态,应该属于最佳的水平。

2. 均衡营养,即蛋白质、碳水化合物、脂肪、维生素、膳食纤维等,都需要适当摄入,尤其是蛋白质,做到每天"一蛋一奶二两肉"。

3. 适当运动,锻炼身体,多晒太阳,调整全身的机体状态。

4. 改变不良的生活习惯,不熬夜,养成规律起居,充足睡眠,戒掉烟酒。

5. 按时进行预防接种,提高特异性抗休。

二、老年人的健康行为与促进

(一)健康行为

1. **健康行为** 是指人们为了增强体质和维持身心健康而进行的各种活动。如充足的睡眠、均衡的营养、适当的运动等。健康行为能不断增强体质,维持良好的身心健康和预防各种行为、心理因素引起的疾病,帮助人们养成健康习惯。

2. **健康相关行为** 是指个体或群体与健康和疾病有关的行为,一般分为促进健康的行为和危害健康的行为。

(1)促进健康行为:指个体或群体表现出的客观上有益于自身和他人健康的一组行为。

可分为五大类:①日常健康行为,如适量运动、饭前便后洗手等;②避开环境危害行为,如离开污染的环境、不接触疫源等;③戒除不良嗜好,如戒烟、戒酒等;④预警行为,如火灾、溺水、车祸等的预防;⑤合理利用卫生服务,如定期体检,积极康复等。

(2)危害健康行为:是指偏离个人、他人和社会的健康期望而表现出的不利于健康的一组行为。①不良生活方式,如酗酒、缺乏体育锻炼等;②致病行为模式,如A型行为模式和C型行为模式;③不良疾病行为,如瞒病、讳疾忌医等;④违规行为,如药物滥用等。

(二)健康行为促进

1. **健康促进** 是指运用行政的或组织的手段,广泛协调社会各相关部门以及社区、家庭和个人,使其履行各自对健康的责任,共同维护和促进健康的一种社会行为,增强人们改进和处理自身健康问题的能力。健康促进的概念要比健康教育更为完整,因为健康促进涵盖了健康教育和生态学因素(环境因素和行政手段)。健康促进是健康教育发展的结果,是新的公共卫生方法的精髓,是"人人享有卫生保健"全球战略的关键要素。

2. **健康促进的任务** 《渥太华宪章》提出了健康促进的5大任务:①制定健康公共政策;②创造支持性环境;③强化社区行动;④发展个人技能;⑤调整卫生服务方向。

老年健康促进行动提倡老年人自我保健,做好慢病管理,延缓病情,减少并发症,同时鼓励和支持企业利用"互联网+"等信息技术,研发可穿戴老年人健康支持技术和设备等。国家卫生健康委员会将全面推进老年健康管理工作,包括为65岁及以上老年人免费建立健康档案,每年免费提供健康体检;研究制定上门巡诊、家庭病床的服务标准和操作规范;持续提高基层慢性病综合干预管理效果;开展失能老人的评估和综合服务试点等。

3. **老年人健康管理** 随着年龄的增长,老年人的心、脑、肾等各个脏器生理功能减退,代谢功能紊乱,免疫力低下,易患高血压、糖尿病、冠心病及肿瘤等各种慢性疾病。

这些疾病致残率及病死率极高,开展健康管理服务,能早期发现疾病,早期开展治疗,可以预防疾病的发生发展,减少并发症,降低致残率及病死率。

凡是在社区住半年以上、年龄在 65 岁及以上的老年人,无论户籍和非户籍人口,都能在居住地的乡镇卫生院、村卫生室或社区卫生服务中心(站)享受到老年人健康管理服务。

每年对老年人进行一次健康管理服务。内容包括:①生活方式和健康状况评估。了解老年人基本健康状况、生活自理能力与吸烟、饮酒、饮食、体育锻炼等生活方式,既往所患疾病、目前慢性疾病常见症状与治疗情况等。②每年进行一次较全面的健康体检,包括一般体格检查与辅助检查。③告知本人或其家属健康体检结果并进行针对性健康指导,对发现确诊的原发性高血压和 2 型糖尿病等患者纳入相应的慢性病患者健康管理。④告知下次体检时间。

三、老年福利行政

老年人福利是以老年人为特殊对象的社会福利项目,是指国家和社会为了发扬敬老、爱老美德,安定老年人生活,维护老年人健康,充实老年人精神文化生活为目的,而采取的政策措施和提供的设施服务。为了保障老年人的合法权益,发展老年事业,弘扬中华民族敬老、养老的美德,第八届全国人民代表大会常务委员会第二十一次会议通过了《中华人民共和国老年人权益保障法》(2009 年第一次修正;2015 年第二次修正;2018 年第三次修正),自 1996 年 10 月 1 日起施行,使老年人的权益保护和福利增进有了法律规定。

(一)老年人福利的内容

1. 老年人福利津贴　老年人福利津贴是一种普遍养老金计划,为所有超过规定年龄的社会成员提供养老金,而不管他们的收入、就业状况或者经济来源如何。这种发放方式使获得养老金成为公民的一种平等权利。老年人福利津贴的发放对象从高龄老年人开始,先发放高龄津贴,有条件时再逐步扩大发放范围以至所有退休老年人。随着我国社会经济的不断发展,老年人福利津贴应当作为一种全民性的制度建立起来,并不断扩大覆盖范围,提高津贴标准。

2. 社会养老　老年人能否按照自己的意愿选择他们认为合适的生活方式,是衡量老年人生活质量的一个重要指标。养老方式主要有三种,即家庭养老、社会养老、机构养老。随着人口老龄化的发展,再加上家庭的日益小型化和核心化,"421"家庭格局,越来越不足以承担起养老的重任,家庭养老必然向社会养老过渡。而社会养老则是由国家和社会为所有老年人提供生活保障以及必要的福利设施和服务,承担起养老的主要责任。少数老年人会选择养老机构,集中居住,便于管理和服务,享受先进的设备器材、专业的护理、自由的活动范围、配套齐全的生活设施。

3. 老年福利机构　国家鼓励和扶持社会组织或者个人兴办各种老年福利设施,如老年福利院、敬老院、老年公寓、老年医疗康复中心、老年人俱乐部、老年人文化活动中心等。这些福利机构的设立,为老年人陶冶情趣、驱除孤独、促进身心健康,发挥了重大作用,满足了老年人的各种生理和精神需要,使他们能够愉快地安享晚年。

(二)老年人福利的形式

我国的老年人福利主要有收养性福利、娱乐学习性福利、保健服务性福利三种形式:

1. 收养性福利　主要职能是收养无家可归、无依无靠、无生活来源的孤寡老年人。在经济条件比较好的地区,也开始出现了自费收养,主要收养一些由其单位或亲属承担费用的老年人。收养性的福利设施包括养老院、托老院、老年公寓和福利院等。

2. 娱乐学习性福利　主要职能是为老年人提供各种文化娱乐性服务,面向所有老年人开放。主要包括老年人大学、老年人活动中心等。同时,根据不同地区的不同情况,可以组织老年人郊游等休闲娱乐活动。

3. 保健服务性福利　主要是为老年人提供一些生活和健康方面的服务,面向全社会的老年人,这类设施主要包括老年人康复中心、老年医院、老年人咨询中心、老年人交友中心等。

(三)老年人福利问题的解决对策

1. 在城镇加快建立统一、规范、完善的养老保险体系;在农村逐步建立和完善土地保障、家庭赡养和社会扶持相结合的农民养老保障体系。有条件的地方可以实行对老年人的集体福利制度。

2. 完善和推进城镇职工基本医疗保险制度,积极发展多种形式的补充医疗保险,逐步建立起多层次的医疗保障体系。加强社区老年人卫生工作,重视健康教育和预防保健,努力改善老年人的医疗卫生条件。

3. 营造全社会尊重、理解、关心和帮助老年人的社会环境和舆论氛围,丰富老年人的闲暇生活,大力发展老年人健康教育,提高老年人的精神文化生活质量。

4. 加快老年人福利的法制化建设,制定有关法律法规,在全社会强化维护老年人权益的法律意识,帮助老年人学法、守法、懂法,依法维护自身的合法权益。

章末小结

本章介绍我国和国外老年保健的发展现状,学习重点是掌握老年保健、自我保健的相关概念,关注老年保健重点人群及自我保健策略、老年保健的基本原则、任务以及社会福利政策;学习难点是老年人的健康行为与健康促进方式。在学习过程中注意培养学生具有尊重、关爱老年人的职业道德,以人为本,能敏锐评估老年人存在的问题;学会并指导老年人进行自我保健,促进老年人健康。

(陈　静)

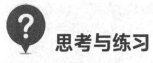

思考与练习

1. 老年保健有哪些重点人群？
2. 老年保健的任务包括有哪些？
3. 我国老年人的保健策略包含哪些措施？
4. 老年人如何做到自我保健？
5. 国内外老年保健的趋势各有何特点？

第二章 │ 老年人居家养老保健

02章 数字内容

学习目标

1. 具有尊重、关心爱护老年人的职业情感，能细心观察，悉心指导老年人正确认识不良生活方式对健康的影响，护佑老年人的健康。
2. 掌握老年人居家舒适环境设计、常见的健康生活方式、四季起居养生保健。
3. 熟悉老年人居家环境危险因素评估、不良生活方式对健康的影响。
4. 了解建立健康生活方式的意义、影响老年人性生活的因素。
5. 学会对老年人居家环境危险因素的评估；能为老年人制订一份日常起居生活计划。

　　随着人口老龄化速度的加快及面对庞大的老年人口数量，我国建立了"以居家养老为基础、社区养老为依托、机构养老为补充"的社会化养老服务体系，其中居家养老是我国主要养老模式。因此，居家养老保健是老年人最基本的需求，也是老年保健中最基础、最必要的内容。本章将从老年人居家环境、老年人日常生活与卫生清洁方面介绍老年人的需求，以及照顾者应为该人群所提供的照护。

第一节　老年人居家环境

 工作情景与任务

导入情景：

　　张先生，78岁，退休干部。患有高血压二十余年，长期服药控制血压。两个月前，晨起出现左侧肢体麻木无力，不能站立，开步困难。经住院治疗，目前吃饭、如厕基本能够自理，能借助助行器行走，但部分日常生活活动（如沐浴、穿衣等）需人协助。张先生夫妻育有一儿一女，均已成家。平时老两口同住，日常起居饮食由保姆李大姐照顾。目前李大姐因家事无法继续照顾两位老人，一时之间难以找到合适的保姆。为方便照料，子女商议将两位老人接到家中。

工作任务：

1. 评估张先生日常生活方面可能存在的问题和居家环境的危险因素。
2. 为张先生制订一份日常起居生活计划。

一、居家环境危险因素评估

（一）物理环境

物理环境是指一切存在于机体外环境的物理因素的总和，包括空间、声音、温度、湿度、采光、通风、装饰、布局，以及各种与安全有关的因素等。具体评估内容见表2-1。

表2-1　老年人居家环境安全评估

评估内容	评估要素
居室一般情况	
光线	过道、走廊、楼梯、浴室、居室是否光线充足；是否具备照明设施
温度、湿度	是否适宜
声音	是否有不良噪声；隔音效果是否良好
装饰	是否有不良视觉刺激的色彩运用
地面	是否平坦、干燥、无障碍物
地毯	是否平整、不易滑动
家具	放置是否稳固、有序、无尖锐棱角
床及床上用品	床的安置位置是否合适；床的高度、宽度是否适宜 床垫是否软硬适中 床上用品是否定期清洗、曝晒
电线	安装是否符合安全标准
电器	是否符合安全标准；是否有报警及自动断电功能；是否定期检查其性能
应急设备	是否安装在易见、易取处；是否定期检查其性能
厨房	
地面	是否有防滑设施
燃气	"开""关"标志是否醒目；是否有燃气泄漏报警装置
布局	操作空间是否足够；物品摆放是否合理

评估内容	评估要素
洗手间	
地面	是否有防滑设施
便器	高度是否适宜;是否安装扶手
浴缸或淋浴间	是否设有防滑脚垫及扶手
洗手间门	门锁是否内、外均可开启
门厅	
地面	是否平坦、无障碍物,是否有防滑设施
光线	是否明亮、符合安全标准
扶手	是否有坐凳、扶手或扶手替代物
楼梯	
光线	是否具备照明设施;照明开关安装位置是否适宜
台阶	是否平整无破损;高度是否合适;台阶之间色彩差异是否明显
扶手	是否安装牢固

(二)社会环境

1. 经济 经济是对老年人的健康以及角色适应影响最大的社会环境因素。多见于老年人退休后固定收入减少、共同承担生活成本的配偶去世或缺少子女的财力支持所带来的经济困难,可导致其失去生活的独立性和自主性。

(1)老年人的经济来源:评估老年人退休工资是否能满足日常所需;对收入低的老年人需询问是否能够支付基本生活成本和部分医疗费用。

(2)家庭有无经济困难:评估老年人家庭中是否有失业、待业人员;是否有从事其他工作增加收入来源。

(3)医疗费用的支付方式:评估老年人医疗费用支付的途径和办法。

2. 生活方式 生活方式是指经济、文化、政治等因素相互作用所形成的人们在衣食住行、娱乐等方面的社会行为。通过交谈或直接观察,评估饮食、睡眠、运动、娱乐等方面的习惯,以及有无吸烟、酗酒等不良嗜好。若有不良生活方式,应进一步了解对老年人健康带来的影响。

3. 社会关系与社会支持 评估老年人是否有支持性的社会关系网络,如家庭关系是否稳定、和谐;与邻居、朋友的关系是否融洽、紧密。如果老年人受到他人的关心照顾和爱戴尊重,将有助于提高自我价值感,并能使其投身到丰富多彩的晚年生活中,则社会健康状况良好。

二、老年人的居室环境

（一）室内环境舒适

1. 温度　老年人体温调节功能和体温识别能力低下,容易受冷热刺激的影响,所以适当调节室内温度是必要的。冬季室内的适宜温度为 18~22℃,夏季为 22~26℃。同时室内应备温度计,以随时监测、调整室温的变化。

2. 湿度　冬季室内的适宜湿度为 55%~65%,夏季为 60%~70%。湿度可以通过开窗通风调节,也可通过空调、加湿器等进行调节。

3. 光线　居室光线主要有自然光源和人工光源两种。白天尽量采用自然光源,保证足够的阳光照射,最好不少于 3h,可让老年人感觉温暖、舒适,但注意阳光不可直射老年人的眼睛,以免引起眩晕或其他不适。人工光源主要指室内的照明设施,室内照明设备应安全、光源固定、光谱接近日光,房间照明开关应位于门口附近或床旁。此外由于老年人暗适应能力低下,一定要保持适当的夜间照明,为防止照明灯损坏或停电,应在床旁备手电筒。

4. 声音　长时间处于噪声环境中,能引起头痛、头晕、耳鸣、失眠、血压升高等症状,甚至造成听力损伤。世界卫生组织(WHO)提出白天室内理想的声音强度为 35~40dB。因此,应尽量选择环境较安静的居住场所,增强墙壁及窗户的隔音效果,以减少噪声对人体的不利影响,营造一个安静舒适的生活环境。

5. 装饰　在尊重老年人审美特点的同时,尽量选择简洁、环保的装修风格,可采用暖色系的颜色,如淡黄、橙色、果绿色等,同时注意家具、窗帘、墙面、地面的颜色选择,避免采用带有刺激性的对比色调。装饰品宜少不宜杂,墙上可悬挂字画、壁饰,也可放置绿色植物,如盆景、小型花卉等,营造出有益于老年人身心健康的温馨、舒适、典雅的居住环境。

6. 地面　地面要平坦、防滑、无反光,房间之间不设门槛,避免堆积障碍物。居室内不铺设地毯或脚垫,以免地毯未固定稳妥、边角卷曲或褶皱增加老年人被绊倒的风险,也影响活动辅助器具的安全使用。

（二）室内设备合理

老年人居家陈设应尽量简洁,充分满足老年人起居方便的要求,防止发生跌倒、坠床等意外,为老年人创造一个安全、舒适、无障碍的居家环境。

1. 家具　家具摆设应整齐、简单、不易滑动,不应有过多杂物,防止绊倒老年人。老年人能直接接触到的家具、扶手等应避免粗糙的材质,转角处应尽量用弧形设计,以防碰伤。桌椅的高度要考虑老年人使用轮椅以及拐杖时能做出的调整高度。沙发不可太软,高度不可太低,以免老年人坐下后,起身比较困难。

2. 床　床不仅是休息、睡眠的地方,更是活动受限老年人的生活场所。除了安全、舒适外,还应考虑以下几点:

（1）床的位置：应避免放置在正向窗户或有过堂风的位置，最好倚墙而放，必要时加装床栏，以减少坠床的风险。为确保老年人活动安全，床旁应设有床头柜和台灯，床头柜和床角作弧形转角处理。

（2）床高：高度要适中，以坐在床上足底能完全着地，膝关节与床约呈90°最为理想，便于老年人上下床及活动。

（3）床宽：如果空间许可，床尽量宽大些为好。单人床床宽应至少100cm，最好是120cm，老年人可以安心翻身及坐起。

（4）床垫：应软硬适中，以能在床垫上"放心行走的硬度"为基准，以便于老年人翻身，同时也能有效保护腰椎，促进老年人的舒适。此外，还应定期翻转床垫，以免床垫单侧塌陷而影响使用。

（5）床上用品：宜选择柔软、透气、舒适的床上用品，以棉织品为佳。应定期清洁，可通过日光曝晒进行消毒。

3. 家用电器　由于老年人接受新事物和操作能力有所下降，因此宜选择安全性高、功能简单、操作便捷的家用电器。注意用电安全，尽量将家里电器的导线沿墙边或墙角铺设而不要横跨过道或放于脚垫下面，这样易于增加被绊倒的风险。耐心指导老年人安全用电、正确使用电器，如电器长时间不用应切断电源，定期检查电器的性能是否完好，如有故障及时维修，以免增加危险性。

4. 应急设备　通常老年人容易在卫生间、卧室等相对隐私的空间出现跌倒、坠床等危险，因此老年人最好随身携带手机，每个房间都要有老年人可用的电话，安放位置要在即使晕倒在地也能使用的高度，必要时佩戴个人监控仪器。还应安装紧急呼叫按钮，且应设置在易于触摸又能避免误碰的地方。

（三）室内设计安全

1. 厨房　厨房的地面应防滑，应保证有效的采光和通风，除自然通风外，还应使用排油烟机，以免造成呼吸道不适及对室内空气质量的影响。水池与操作台的高度应适宜老年人的身高，避免腰部长时间过度弯曲而造成劳动损伤。物品摆放应合理，将常用的物品放于高度在肩部和髋部之间的橱柜里，将不常用的物品放于较高或较低的柜子里，将最常用的物品放于厨房台面的一侧，以便于拿取。对于行动不便需要使用助步器的老年人，应清理厨房过道的杂物，预留足够的活动空间。燃气开关标识应醒目、便于操作，且应具备自动断火功能和漏气报警设置。

2. 洗手间　洗手间最好设置在卧室附近，以方便直接进出。为便于老年人夜间如厕，应安装夜灯，如不影响休息，可安装地灯为宜。洗手间内应设置必要的辅助设施，如在便器旁安装扶手，辅助老年人起坐。在坐便器前方或侧方预留出空间，以便行动不便的老年人将轮椅靠近，也有利于护理人员协助老年人擦拭、起身（图2-1）。地面应防滑，地漏位置合理，避免地面积水。在淋浴间或浴缸内安装扶手、防滑条或脚垫，鼓励老年人使用淋浴椅和手持喷头，以避免需要站立洗浴或反复自浴缸内站起。卫生间门锁应内、外均可开启,以保证发生意外时其他人员能迅速进入。

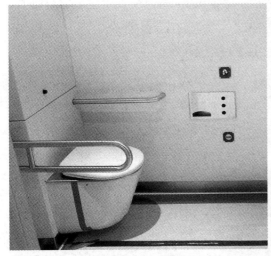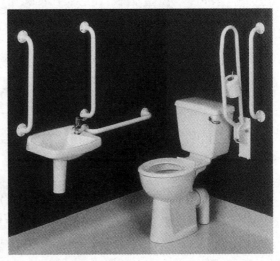

图 2-1　带扶手的排便设施示意图

3. 门厅　老年人外出或回家时,往往要在门厅完成许多动作,例如换鞋、穿衣、开关灯、拿钥匙、转换轮椅等。门厅宜光线明亮,使老年人能够看清环境,确保行动的安全方便。应在门厅放置坐凳、扶手或扶手替代物(如矮柜的台面等),便于老年人安坐和扶靠,保证其换鞋、起坐和出入时的安全、稳定。保持视线的通达,在起居室活动的老年人可以随时了解到户门是否关好,是否有人从门外进来,在家人进门时也可以及时看到。门厅地面材质应耐污、防滑、防水,要易于清洁且不绊脚。老年人为了干净往往会在门厅铺设地垫,要特别注意地垫的附着性,避免滑动。

4. 楼梯　楼梯应有适宜的照明,且在楼梯的上下两端均应设置开关。台阶应高度合适,且完好、无破损,台阶之间要有明显的色彩差异。楼梯两侧还应安装高度适宜、便于抓握、固定牢固的扶手。若老年人需用轮椅代步,应在台阶上做斜坡改造,便于老年人进出。

第二节　老年人日常生活与卫生清洁

日常生活方式和卫生清洁与老年人的健康紧密相关,良好的生活方式是老年人提高生活质量、健康长寿的重要保证。熟悉老年人在日常生活各方面的独特需求、常见隐患并据此提供有针对性的照顾。

一、老年人的健康生活方式

(一)老年人健康生活方式的意义

1. 健康老龄化的必然要求　健康老龄化包括健康的群体老龄化和健康的个体老龄

化两个方面。健康的群体老龄化是指老年群体中大多数老年人健康长寿,体现老年群体预期寿命的提高。健康的个体老龄化则体现生活质量的提高,科学养生、益寿延年。实现健康老龄化社会是一个系统工程,需要诸多的条件,其中最重要的是建立健康的生活方式,指导老年人科学养生、身心健康,这是健康老龄化社会的必然要求。

2. 老年人健康长寿的重要保证　建立健康的生活方式,反映了老年人从追求寿命的延长到追求生活质量的提高,重视科学养生,实现身心健康。这是老年人"健康观"和"长寿观"认识上的转变。建立良好的生活方式也是老年人的自身需要,老年人由于机体组织器官退化,功能降低,机体抵抗力下降,易发生各种慢性病,而科学、健康的生活方式则有利于老年人预防疾病和控制疾病进展,是延缓衰老的优选途径。

3. 精神文明的重要体现　随着老龄化社会的产生,老年人成为一个庞大的群体。老年人随着物质生活水平提高,必然有精神文化生活方面的需求。建立健康的生活方式,开展丰富多彩的健身文体活动,不但有利于老年人的健康,而且能够促进全民健身运动的开展,丰富社会精神文化生活。因此,老年人建立健康的生活方式,既对实现健康老龄化社会非常重要,又是推进社会精神文明建设的重要举措。

(二)不良生活方式对健康的影响

生活方式是健康和生活质量的重要决定因素。不良的生活方式是一种长期形成对健康有害的行为习惯,严重影响老年人的身心健康,同时成为产生疾病和影响疾病预后的主要因素。老年人常见的不良生活方式包括吸烟、酗酒等。

1. 吸烟　吸烟已成为全球性公害,大量研究证实,吸烟是目前人类健康的一个重要危险因素。长期、大量吸烟可促发或形成某些严重疾病,如肺癌、膀胱癌、食管癌、支气管炎、肺气肿、高血压、冠心病等,这些疾病占老年人死亡率的80%以上。联合国吸烟和健康技术委员会调查研究显示,在吸烟现象泛滥的国家,65岁以下的男性人群中有90%的肺癌病人、75%的慢性支气管炎病人、25%的冠心病病人的死因与吸烟有关。

2. 酗酒　饮酒对健康的影响人们有不同的看法。有人认为少量饮酒对人体健康有利,但若饮酒量大,有成瘾性,且每次饮酒后均表现为醉酒状态,则可认定为酗酒,这种不健康行为对个体危害极大。临床证实,酒精进入人体后,对人体的各器官均会产生影响,长期酗酒可使机体产生各种并发症,如急慢性酒精中毒、谵妄、胰腺炎、酒精性肝硬化、精神错乱和行为障碍等。60～65岁的老年人酒精性肝硬化的患病率最高,老年人长期酗酒成瘾还可引起脑血管疾病及多种癌症,尤其是酗酒同时大量吸烟,具有协同致癌作用。

3. 不良饮食行为

(1)进食不规律:表现为暴饮暴食或饥饱无常,每日进餐次数不定。进食不规律容易造成胃肠功能失调,诱发消化系统疾病。

(2)盲目使用滋补药:有些老年人听信广告或推销人员对滋补药的过度包装和夸大宣传,认为补品是生活必需品,可代替药物治疗疾病,这样就会出现盲目使用滋补药的现象。

（3）偏好高脂肪、高热量饮食：一些老年人喜食油炸、烧烤、甜品、肥肉、动物内脏等高热量、高脂肪食物，导致机体营养过剩，会引起心血管疾病、糖尿病、脂肪肝等严重危害健康的疾病。

（4）缺少膳食纤维：老年人新陈代谢衰退，胃肠蠕动减慢，如果在饮食种类上过多注重精细食物，而缺少富含膳食纤维的食物，则易患习惯性便秘，且代谢产物中的胺类物质长期停留在肠道内，还会增加对肠黏膜的刺激，易诱发结肠癌。

（5）不良进食习惯：老年人若进食过热、过硬、过酸、辛辣的食物或进食过快，均可造成胃黏膜及食管的损伤。

4. 缺少文娱活动　有些老年人不注重培养业余兴趣爱好，导致日常生活内容过于单调枯燥，同时也不愿与人交往，极少参加社会的公益性活动。

5. 缺乏健身运动　运动不足综合征是指由于人体长期缺乏运动，导致心、肺、肝、肾等器官功能下降，肌力降低，自主神经功能失调的综合征。老年人若运动不足，易致肥胖，诱发和加重高血压、冠心病、心肌梗死、糖尿病，且容易发生骨折和软组织损伤。

6. 不良用药行为　用药不足、用药过度、错误用药均给老年人的健康带来危害。常见的情况有重复用药、效仿他人用药、使用过期药物等。

（三）老年人常见的健康生活方式

健康的生活方式是老年人健康的有力保障，为加强老年病的防治就必须改变不良的生活习惯。通过多种方式，有计划、有目的地把健康信息传递给老年人，普及健康教育，使其增加卫生知识、增强保健意识，从而改变行为，养成健康的生活方式。

1. 饮食有节，起居有常　老年人的饮食应根据个人体质和健康状况调整饮食种类和进食量，做到进食种类多样、营养齐全、粗细搭配、不宜过饱、定时规律，多食用蔬菜水果，不偏食、不贪食。起居作息要符合自然界阴阳消长的规律及人体的生理规律，其中最主要的是昼夜节律，这是强身健体、延年益寿的重要方面。老年人要有合理的、健康的生活安排。每天的工作、学习、劳动、体育运动和睡眠都应相对规律，特别要注意保证充足的睡眠和休息时间。

为保证睡眠质量，床铺宜软硬适宜。床铺过硬，全身肌肉不能充分放松会影响睡眠质量；床铺过软，脊柱周围韧带和椎间关节负荷过重，容易引起腰痛，尤其是对腰椎间盘突出的患者更不适宜。枕头高度以 5～10cm 为宜，过高、过低都对颈椎不利。睡眠姿势，一般都主张侧卧位，微屈双腿，全身自然放松，一手屈肘放枕旁，一手自然放在大腿上，这就是养生名言"卧如弓"中的弓形卧位。老年人每天睡眠时间以 8～10h 为宜，提倡午餐后 1h 午睡约 30min。

2. 动静结合，适度锻炼　动则养身，静则养心，老年人应坚持养身与养心两者相结合。运动能促进血液循环，改善和提高心、肺、脑功能，消耗多余的脂肪，加速新陈代谢，促进体内毒素排出，使皮肤细胞得到充分的营养和氧气供给。运动还能促进个性、气质和精神面貌的健康发展，缓解心理压力，获得愉悦感。建议老年人选择舒缓、不易疲劳的运动项目,如步行、慢跑、太极拳、八段锦等。此外,对于行动不便的老年人,应指导其正确熟练使用助行工具,如手杖、腋杖及各种助行器等。

3. 心境良好,情绪舒畅 良好的心境和心态是健康生活方式的重要体现。老年人要乐观开朗、热爱生活,遇到事情要保持积极思维,不偏激、不急躁,做事尽力而为,不过度执着,不计较个人得失。对于不违反原则的问题保持宽容、理解的态度。此外,老年人还要培养健康的兴趣爱好,陶冶情操,热爱生活,充实精神文化生活。

4. 家庭和睦,人际和谐 家庭成员相亲相爱、相互体贴关照。上慈下孝、家和人寿是我国家庭的传统美德。不同辈分的家人之间的代沟是客观存在的,但老年人作为长辈,在家庭的人际关系处理中,要善于沟通、谅解包容、求同存异、和睦相处。此外老年人还应与邻居、同事、同学等保持良好的人际关系,相互尊重、平等相待、互帮互助,使自己在和谐的人际关系中安度晚年。

5. 科学养生,自我保健 越来越多的老年人都在日常生活中融入"养生"的理念,但任何养生都应以科学为前提,老年人要听从专业医生的指导,不可盲目尝试,以免危害健康。还需注意每年定期体检,随时了解自身的健康状况,这样可以通过调整生活方式来配合治疗,延缓疾病进展,延长寿命,提高生活质量。

二、老年人的卫生清洁

老年人皮肤老化,抵抗力降低,皮肤疾病逐渐增多出现皮肤干燥、瘙痒、皲裂、疼痛等问题;毛发干枯稀疏易脱落,再生能力降低;指、趾甲的生长变缓、变厚,逐渐失去光泽,易受到真菌感染。因此保持皮肤系统的清洁卫生,是老年人日常生活中必不可少的内容。

(一)老年人皮肤的卫生清洁

老年人在日常生活中应注意保持皮肤卫生,尤其是皱褶部位如腋下、肛门、外阴等,沐浴可清除污垢、保持毛孔通畅,有利于预防皮肤疾病。

1. 适时清洁 建议冬季每周沐浴 2 次,夏季则可每日 1 次。沐浴时间一般以 10～15min 为宜,时间过长易发生胸闷、晕厥等意外。避免空腹或饱餐后洗浴,以免引起低血糖、低血压等不适或影响食物的消化吸收。

2. 安全沐浴 淋浴时地面铺设防滑垫,盆浴时浴盆边安装扶手,浴盆内放置防滑垫。凡能活动、自行沐浴者可使用盆浴或淋浴,可采用洗澡椅。嘱咐老年人注意安全,切勿反锁浴室门,如有需要在征得老年人同意后入室进行协助。年老体弱者必须有人协助,对卧床老年人要协助擦浴。沐浴的室温调节在 24～26℃,水温则以 40℃左右为宜,合适的水温可促进皮肤的血液循环。调节水温应先放冷水,再放热水,以防烫伤。

3. 用品适宜 洗浴时应注意避免碱性肥皂的刺激,可选择弱酸性的硼酸皂、羊脂香皂,以保持皮肤 pH 在 5.5 左右。沐浴用的毛巾应柔软,洗时轻擦,以防损伤角质层。

4. 足部护理　老年人足部也要注意清洁,可预防性地在晚间热水泡脚后用磨石板去除过厚的角化层,再涂护脚霜,避免足部的皲裂。而已有手足皲裂的老年人可在晚间沐浴后或热水浸泡后,涂上护手护脚霜,再穿戴棉质手套和袜子,穿戴一晚或一两个小时,可有效改善皲裂的情况。

（二）头发的卫生清洁

头部是人体皮脂腺分布最多的部位,皮脂、汗液伴灰尘常黏附于头发和头皮上,形成的污垢散发出难闻的气味,还可引起脱发和皮肤疾病。所以,老年人头发与头部皮肤的清洁卫生非常重要。

1. 合理洗发　干性头发每周清洗一次,油性头发每周清洗2次。一般水温以40～45℃为宜,确定水温合适后充分湿润头发,将洗发液均匀涂抹在头发上,用指腹揉搓头皮和头发,温水冲洗后涂上护发素,等待一会儿后再用温水冲洗干净,用柔软的干毛巾包裹头发轻轻按压,让毛巾吸干头发上的水分。对长期卧床的老年人,应协助其在床上洗发,采用充气式洗头盆或仰卧洗头盆(图2-2)。

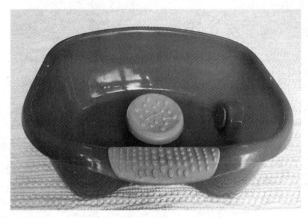

图2-2　仰卧洗头盆示意图

2. 适度护发　可用木梳或牛角梳梳理头发每日3次,每次不少于30下,以疏通经络促进头部血液循环。如果要进行染发必须注意染发剂的选择,选择正规产品,使用前务必进行皮肤测试,以免出现过敏反应。

（三）指（趾）甲卫生清洁

定期修剪指（趾）甲,视力欠佳者可使用带放大镜的指甲剪;修剪指（趾）甲,应在沐浴后进行,因为此时趾甲较软,便于修剪。平时若要修剪,可先用热水浸泡10min。修剪前,在肢体下方垫上毛巾,注意指（趾）甲修剪不可过短。修剪时注意不要碰伤皮肤。在从事家务劳动和洗涤时戴上橡胶手套,以保护双手和指甲。

三、老年人的四季起居养生保健

起居养生保健是根据生命的发展规律,达到保养生命、健康精神、延长寿命的方法。

四季起居养生就是顺应自然界一年中春、夏、秋、冬四季气候阴阳变化的规律和特点，通过相应的调养护理方法，达到健康长寿的目的。

（一）春季起居养生

春季阳气萌动，万物复苏，气象更新。随着气温上升，人体的血管较冬季处于舒张状态，导致血液循环速度相对较缓，循环至大脑的血液相对减少，最终使中枢神经系统兴奋性降低，大脑出现抑制现象，这就是所谓"春困"。老年人可以通过以下四个方面来预防和调节。

1. 通风换气　保持室内空气清新，每天开窗通风1~2次，每次半小时以上。

2. 晚睡早起　顺应昼长夜短特点，春季应坚持晚睡早起，晚21:00—22:00睡觉，早晨5:00—7:00起床为宜。

3. 适当"春捂"　春季冷暖交替，气候多变，着衣注意保暖防寒，宜适当"春捂"。

4. 适量运动　宜多进行户外活动，放松身体，呼吸新鲜空气，做到"广步于庭，披发缓行"。

（二）夏季起居养生

夏季白天长，夜晚短，暑气灼人。老年人耐受力弱，适应性差，应保持有序生活，夜卧早起，不可贪凉，生活有序，起居有常，养成良好的生活习惯。

1. 睡眠充足　夏季昼长夜短，是人体心火旺、肺气衰的季节，要适当推迟入睡时间、晨间早起，可用午睡补充睡眠。不可在凉风处和过堂风口处及电风扇旁睡眠，也不可露天或在树下睡眠。

2. 着装舒适　夏日服装力求简单、单薄，透气性好，款式宽松舒适，色彩素雅大方，质地吸汗透气，内衣裤每天更换。

3. 起床防跌倒　牢记"3个半分钟"。起床时先在床上躺半分钟，然后坐起半分钟，最后双腿下垂半分钟再站起，避免突然起床造成脑部血液供应不足而发生意外。

（三）秋季起居养生

秋季的气候处于"阳消阴长"的过渡阶段，昼热夜凉，气候寒热多变，老年人的秋季生活起居应与气候变化相适应，以免秋天肃杀之气对人体产生不良影响。

1. 早卧早起　早卧以顺应人体阴精收藏，早起以顺应阳气舒长，使肺气得以舒展。睡眠时间可稍延长，免受凋零冷落之象的影响，也可减少血栓的形成。

2. 宜"秋冻"　秋季天气变化快，尤其是初秋，冷热无常，注意衣服的增减，但不宜过早加衣，以使机体逐渐适应寒冷气候，增强抗病能力。

3. 防便秘　秋季天气干燥，老年人如果饮水少、长卧床少活动则易产生便秘，所以要多饮水、多吃水果和蔬菜。也可以在早上醒来后，躺在床上以肚脐为中心顺时针揉腹，揉50次左右。

（四）冬季起居养生

冬三月天气寒冷，气候干燥。老年人易受风寒，要避寒就暖，以养精蓄锐为主，顺应体内阳气的潜藏，敛阴护阳。

1. 早卧晚起　"冬三月必待日光"就是等太阳出来了再起床，迟起是为了养阴气。早睡是为了养人体阳气，保持温热身体。

2. 环境舒适　冬天气温低，老年人房间温度一般保持在 18～22℃。此外还应该保持室内空气的新鲜，每天开窗通风两次，早晚各一次，每次半小时。

3. 防寒保暖　老年人血液循环功能较差，衣服尽量穿得宽暖，棉鞋要稍大。可在鞋垫上均匀地撒上一层生附子末，然后用棉布缝好，放在鞋里，这样可预防冻疮，使双脚气血流通。

四、老年人的性生活保健

性是人类的基本需要，人们通过性生活的满足而获得其爱与被爱、尊重与被尊重等较高层次的需要。性是生活的一部分，常反映个体间的关系，影响人们的身心健康。因此，我们应对性有正确的观念与态度，了解老年人的性需求及其影响因素，以协助老年人提高生活质量。

（一）老年人的性需求

性是人类的基本需要，不会因为疾病或年龄的不同而消失。性生活有性交型和性接触型两种类型。健康的性生活包括以多种不同的方式来表达爱和关怀，而不只是性交而已。对于老年人来说，常常只需要一些性接触就可以获得性满足，例如彼此之间的接吻、抚摩、拥抱等接触性性行为，并且老年人更注重其相互安慰、相互照料等精神方面。和谐适度的性生活会使老年夫妻双方更多地交流感情，丰富晚年生活，从而有效地减少孤独、寂寞、空虚等影响健康的不良情绪，有利于夫妻双方的生理、心理与社会健康。

（二）影响老年人性生活的因素

1. 生理功能衰退　男性表现为阴茎萎软、勃起不坚和不久，睾丸萎缩，性欲下降；女性表现为外阴、生殖道萎缩，阴道分泌物减少，阴道干涩，性欲淡漠。正常老化虽然会引起性器官或性反应发生改变，但不会导致无法进行性行为或无法感受性刺激。

2. 老年人常见疾病与药物的影响　患有高血压、冠心病、糖尿病、慢性阻塞性肺疾病及泌尿生殖系统疾病的老年人在心理上有阴影，直接或间接地影响了老年人的性生活。除疾病影响外，一些药物的副作用也常是影响性功能的重要因素，如抗精神病药物、镇静催眠药物和一些抗高血压药物等，这些药物长期服用，会降低性欲，影响性生活。

3. 老年人与性有关的知识、态度　随着机体老化的进展，老年人的性能力及其对性刺激的反应发生了变化，由于缺乏相关的知识，因而降低了性生活的兴趣。多数老年人并不了解变化原因是正常现象，因此，消除误区是处理老年人性问题的前提。

4. 社会文化及环境因素　社会上有许多现实的环境与文化因素影响老年人的性生活。养老机构中房间设置往往如学生宿舍，即使是夫妻同住的房间也只放置两个单人床。中国传统的面子、羞耻等价值观，都是老年人可能面临的问题。老年自慰、再婚等很难被社会接受，都有可能导致老年人正常的性需求无法满足。

5. 其他　照护者的知识、态度也是影响老年人性生活的因素之一。目前我国的养老方式仍以家庭养老为主，家人一般很少顾及老年人这方面的需求。寡居或鳏居老年人的性需求是目前老年护理中的大难题。

（三）老年人性生活的卫生指导

1. 一般指导

（1）树立正确的性观念：对老年人及其配偶、照护者进行个体化的健康教育，帮助他们克服传统文化和社会舆论对性的偏见，将性生活当作有利于健康的一种正常生理需要来看待。

（2）鼓励伴侣间的沟通：鼓励和促进老年人与其性伴侣间的沟通，只有彼此之间坦诚相对，相互理解和信任，各项护理措施和卫生指导才能取得良好的效果。

（3）提倡外观的修饰：除了保持良好的精神状态，提醒老年人在外观上加以装扮，在服装发型上应注意性别角色的区分，有条件时应鼓励依个人的喜好或习惯做适当修饰。

（4）营造合适的环境：除温度、湿度适宜外，基本的环境要求应具有隐私性及自我控制的条件，如门窗的隐私性、床的高度以及适用性等；在相处当中不应被干扰，在时间上应充裕，避免造成压力。

（5）多方式性满足：性交（性器官的直接接触）不是性满足的唯一方式，对于老年人来说，一些浅层的性接触如彼此之间的抚摸、接吻、拥抱等接触性性行为，就可以使其获得性满足。也就是说，在老年性生活里，性交并不一定是获得性满足的主要途径，可被相对温和的情感表达方式所取代。

（6）其他：在时间的选择上以休息后为佳，有研究表明男性激素在清晨时最高，故此时对男性而言是最佳的时间选择；高血脂易引起心脏及阴茎的血管阻塞而造成阳痿，低脂饮食可保持较佳的性活动；老年女性由于雌激素水平下降而导致阴道黏液较少，可使用润滑剂来进行改善。

2. 性卫生指导　性卫生包括性生活频率的调适、性器官的清洁以及性生活安全等。其中性生活频率难以有统一的客观标准，一般以性生活的次日不感到疲劳且精神愉快较好；性器官的清洁卫生在性卫生中十分重要，要求男女双方在性生活前、后都要清洗外阴，即使平时也要养成清洗外生殖器的习惯，否则可能引起生殖系统感染；在享受美好的性生活时，应提醒老年人注意必要的安全措施，如性伴侣的选择及避孕套的正确使用等。

3. 对患病老年人的性生活指导

（1）对患心脏病的老年人的指导：充分了解老年人心脏病的性质和轻重，在心脏允许的限度内进行性生活。可接受专业的心肺功能检测，决定老年人是否能承受性交的活动量（相当于爬楼梯达到心跳 174 次 /min 的程度），除此还需从其他方面减轻心脏的负担，譬如避免在劳累的时候或饱餐饮酒之后进行，最好在经过休息后，甚至可咨询医生，在性活动前 15～30min 服用硝酸甘油,以达到预防的效果。

（2）对呼吸功能不良的老年人的指导:指导老年人学会在性活动中应用呼吸技巧来提高氧的摄入和利用,平日亦可利用适当运动来锻炼呼吸功能。时间上可选择使用雾化吸入治疗后,以提高病人的安全感。而早晨睡醒时,需注意口鼻分泌物是否已清除,以免分泌物较多而妨碍呼吸功能。在姿势安排上,可采用侧卧或面对背的姿势以减轻负担,或进行中以侧卧方式休息。

（3）对其他老年人的指导:前列腺肥大是老年人的常见病,应告知逆向射精是无害的,不要因此而心生恐惧;子宫切除后亦不影响性生活;糖尿病患者可以通过使用药物或润滑剂而使疼痛改善;关节炎病人可由改变姿势或服用止痛药等方法来减轻不适的程度,或在事前 30min 泡热水澡,可使关节肌肉达到放松舒适的状态。

（4）针对 ED 老年人的医疗处置措施:老年男性常见的性问题是勃起功能障碍(erectile dysfunction, ED),特指在 50% 以上的性交过程中,不能维持足够的勃起而进行满意性交。此问题在各年龄段的男性中均有发生,但其发生率随着年龄的增加而增高。老年 ED 多为器质性而非心理性的,但心理因素通常与器质性因素共同作用。医学上有真空吸引器、注射前列腺素、植入人工阴茎、使用药物等较多方法协助老年 ED 患者改善其性功能,可在考虑老年人及其性伴侣意愿的基础上进行选择。

章末小结　本章内容的重点是老年人舒适的居室环境要求、健康的生活方式、性生活的卫生指导、四季起居保健;难点是老年人居家环境危险因素评估,对患病老年人的性生活指导。在学习过程中,应根据老年人的特点掌握居室环境的特殊要求;分析不良生活方式对健康的影响,从而掌握健康的生活方式,提高生活质量。

（息淑娟）

思考与练习

1. 物理环境、社会环境各包括哪些方面? 老年人适宜的室内温度、湿度、声音强度是多少?

2. 老年人的室内设备应符合哪些要求?

3. 不良生活习惯对健康有哪些影响? 老年人应如何养成健康的生活方式?

4. 老年人四季起居应注意哪些方面,以达到养生保健的目的?

5. 影响老年人性生活的因素有哪些? 应如何对老年人进行性生活的卫生指导?

第三章 ｜ 老年人运动保健

03章 数字内容

1. 具有爱心、耐心和责任心，尊重老年人；能主动指导、热情帮助老年人完成日常保健运动。
2. 掌握老年人运动保健的原则、运动保健的注意事项、运动能力的评估及特殊老年人的活动。
3. 熟悉老年人运动保健的作用和老年人的运动处方。
4. 学会对老年人运动保健的正确指导及实施方法。

"生命在于运动"，运动贯穿机体生命的全过程，与机体的新陈代谢、生理活动及体内生化反应有着密切的关系，其对健康的影响不言而喻。老年人长期坚持运动不仅可以促进老年人的生理功能，延缓衰老，还可以增加老年人与外界环境的接触，增加生活情趣，提高老年人的自我满意度和生活质量。

第一节 老年人运动保健的作用与原则

 工作情景与任务

导入情景：

邱爷爷，73岁，既往有高血压病史约10年，糖尿病6年，半年前突发脑出血，住院治疗、康复锻炼后，部分生活可以自理，但左侧肢体活动不灵活，握持无力。

工作任务：

1. 帮助邱大爷选择合适的运动锻炼项目。
2. 指导患者及家属运动锻炼的基本原则。

一、老年人运动保健对各系统的作用

1. 神经系统 运动时肌肉受到活动刺激,可引起大脑皮质兴奋,从而提高脑细胞的供养,解除大脑疲劳、延缓智能减退、提升老年人机体的反应能力和应变能力。

2. 心血管系统 运动能够加快血液循环的速度,增强心肌收缩力,增加心脏的排血量,同时对于患有冠心病的老年人,运动还可以促进冠状动脉的侧支循环,降低胆固醇,促进脂肪的代谢,从而预防与延缓老年心血管疾病的发生与发展。

3. 呼吸系统 运动能够增加老年人胸廓的活动度,改善肺功能,有效促进气体交换,保证重要组织器官的供氧量。每天坚持1~2项适度的运动,可以减少老年人肺部疾病的发生。

4. 消化系统 随着年龄的增长,老年人的胃肠蠕动减慢,合理的运动有利于胃肠蠕动和消化液的分泌,提高老年人的食欲,缓解便秘。对于患有糖尿病的老年人而言,运动疗法还是维持血糖正常水平的必要条件。

5. 运动系统 运动可提高老年人骨骼的骨质密度、韧性和弹性,并增加关节的灵活性,从而预防骨质疏松症、老年性退行性骨关节炎的发生。同时,运动还可以使肌肉纤维增粗有力,有利于活动耐力的增加。

6. 其他 运动可增加机体免疫功能,提高抗病能力,保持健康心理状态,提高学习和工作效率;运动还可以增加老年人与外界环境的交流和接触,增加生活情趣,增进老人与群体之间的互动,提高老年人的生活质量。

二、老年人运动保健的原则

1. 正确选择项目 老年人应根据自己的年龄、个人的身体状态和环境,选择运动强度适中的项目。身体强壮者,可以适当选择运动强度较大的项目,但不适合竞技性和活动剧烈的项目,登山容易导致老年人心脏负荷过大,不适合老年人。年老体弱、患有多种慢性病或平时有气喘、心慌、胸闷或全身不适者,应根据医嘱实施活动,以免发生意外。比较适合老年人活动的项目包括:散步、慢跑、游泳、跳舞、太极拳与气功等。

2. 循序渐进 机体对运动有一个逐步适应的过程,因此,老年人运动时不要急于求成,运动量要从小到大,由简单到复杂,由慢到快,时间要逐渐增加。每次运动应包括准备、运动和整理三个阶段。通过准备的过程,可以使机体各项功能自然过渡至适合运动的状态,此阶段通常可选择运动强度小的有氧运动,如步行或伸展性体操,时间10~15min;运动阶段是健身或康复的主要途径,运动强度、内容、时间应根据具体情况而定;整理阶段可以通过放松操、散步等实现,使机体由运动过渡到安静状态。

3. 持之以恒 长期坚持适当的运动,可以起到增强老年人的体质、防治疾病等作用,切不可半途而废，需要坚持数年方可见效。在恰当掌握活动量的基础上，最好每天坚持锻炼1～2次，每次30min，一天活动总时间不超过2h，活动时间最好选择在早上起床后，但需注意的是不要太早，应选择清晨日出后，绿色植物已经开始光合作用，释放出氧气，利于运动，但不宜过量运动，以免引发低血糖不适。下午最好安排在15:00—17:00为宜，但是饭后不宜立即活动，以免影响消化吸收，导致消化系统疾病。坚持运动应注意以下几个方面：选择针对不同个体而言相对简单易行的运动方式，便于坚持；最好与他人结伴或是参与集体性的运动，可以有效防止松懈和厌倦情绪的产生；设定阶段性的短期目标，做到持之以恒。

4. 选择场地　运动时，呼吸加深加快，若空气污浊，则烟尘将随呼吸进入体内反而会对机体不利。因此，老年人应选择安静整洁、空气新鲜的公园或者广场等活动场地，也可选择室内或者走廊。室外运动时还应注意室内外温差变化，注意防寒保暖。

5. 自我监护　老年人运动时要有安全的活动量，尤其患有心血管疾病和呼吸系统疾病的慢性疾病的老年人，运动效果的自我监护非常重要。

（1）运动心率的监测：运动量和运动强度发生变化时，人体能量代谢率较安静状态下明显提高，因此，运动过程中实时监测非常重要。运动后的最高心率可反映机体对活动量负荷的耐受程度，从而控制活动量。老年人合适的运动强度应为最大心率的60%～70%。即活动后适宜心率（次/min）＝170－年龄。运动时心率的计算应测10s，再乘以6，不可直接测量1min。

（2）运动量的监测：观察和判断老年人运动量是否合适的方法包括：活动后心率达到最适宜的心率；运动结束后，心率在3～5min内能恢复至运动前水平，若3min之内即恢复，说明运动量过小，需要增大运动量；如果超过10min恢复，说明运动量过大，则需要减少运动量。使用以上监测方法的同时还需要结合自我的感觉进行综合判断，若运动后全身有热感或者微微出汗，自感轻松愉快、食欲增进、睡眠良好、精神振作等，表明运动量适宜；若不仅没有感觉到精力充沛、轻松愉快或稍有疲劳反而感觉到困乏加重，甚至出现头晕、气促、心悸等，说明运动量过大，应重新调整。如果运动中老年人出现了严重的胸闷、气喘、心绞痛、心率减慢或心律失常等症状，应立即停止运动，并及时就诊治疗。

第二节　老年人运动养生的方法

随着年龄的增长，老年人身体各个系统的功能均出现老化，对运动强度的承受能力明显降低，因此，老年人进行运动锻炼之前，必须根据其本身的身体状况选择运动项目和运动的强度，以确保运动的安全性，避免运动过程中对机体造成损伤。

一、老年人运动能力的评估

1. 评估活动能力　评估老年人的日常自理能力、家务活动能力、职业活动能力和娱乐活动能力等。

2. 进行基础体检　检查老年人的呼吸系统、循环系统、运动系统、神经系统及老年人的身体协调性及步态等。

3. 评估运动耐力　了解老年人的病史，掌握老年人是否能够耐受新的运动，是否在运动过程中出现异常的心率加快和呼吸急促等情况。

4. 掌握用药情况　了解老年人用药的种类和剂量，为老年人制订运动计划提供依据。

5. 了解运动兴趣　老年人的活动设计应投其所好，与兴趣相结合，并是老年人能够完成的，以确保老年人能够将运动坚持下去。

二、老年人运动保健的项目

（一）游泳、骑自行车和慢跑

游泳、骑自行车和慢跑的运动，可以调动机体大多数肌群的共同参与，可改善老年人的心肺功能，增强机体的活动能力。但由于该类活动运动量较大，因此，老年人须在身体健康条件允许下才可选择此类运动。且在运动前要做好充分的准备活动，结束后做好整理活动。

1. 游泳　游泳除了能够促进老年人的身体健康，还可以起到丰富老年人的精神生活、改善单调的心理环境、延缓机体组织细胞老化的作用，尤其对老年抑郁症的防治具有积极的意义。

游泳对于大多数老年人而言，是比较合适的运动之一。老年人在水中进行运动时，力量的消耗比较少，运动速度相对缓慢，降低了老年人受伤的风险；游泳的时候，规律而有节奏地打水与划水，紧张与放松相互交替，能有效调节和改善大脑皮质对各个系统的调节作用；水流、波浪对体表形成的摩擦和冲击，对周身形成自然的按摩，可以起到使肌肉放松，令心情舒畅、愉悦的作用；因为水的浮力作用，可抵消大部分体重，减少运动对关节韧带的拉力和压力，有利于防治老年人骨关节退行性变；游泳还可以增加心血管弹性、提高肺活量、改善内分泌失调等。

2. 骑自行车　骑自行车是一种非常好的有氧运动，是改善机体心肺功能的有效的耐力性锻炼。它既可有效锻炼腿部肌肉，促进血液循环，还可以提升神经系统敏捷性，预防大脑的老化，防止其早衰及偏废。另外，骑自行车时下肢的血液供给增多，呼吸加快，心率也比平时增加 2～3 倍，反复练习，能使肺活量增加、心肌收缩有力和血管壁的弹性增强。锻炼时应保持正确的姿势与动作：放松双肩，让肩膀自然下垂，双肘微微弯曲，身体稍向前倾,双臂伸直,收紧小腹部,双腿平行于自行车横梁,不可向外展开。老年人骑自行车的注意事项有:①自行车的座位高度与老年人高矮相适应,避免背部和肩部拱起,不可低头塌腰骑行;②骑车时最好采取腹式呼吸,即吸气时腹部隆起,呼吸时腹部凹陷;③每次的骑行时间和强度要适当,中速骑行 30～60min,心率在 120～150 次 /min 即可。骑行过程中,若出现心悸、头晕等感觉,应放慢速度或暂时休息;④患有高血压、心脏病的老年人,骑行尤其注意,最好带好药品,防止意外情况的发生;⑤骑行时最好选择空气清新的场地,太阳出来之后骑行,不宜太早,尤其是寒冷的冬天。

3. **慢跑** 慢跑又称为缓步、缓跑,是指轻松缓慢的、在毫无勉强的速度下进行的跑步方式,是一种中等强度的有氧运动。医学上认为,慢跑具有清除氧自由基的作用,是锻炼心脏和全身的好方法,对于维护老年人良好的心脏功能,防止肺组织衰退,预防肌肉萎缩,防治冠心病、高血压和动脉硬化均具有积极作用。理想的慢跑方法为:每天进行 1 次慢跑,或每周 2～3 次,每次 20min 以上,速度不可太快;慢跑应在餐后 30min 后进行,切忌空腹状态或进餐后立即进行;跑步力量不可太大或太小,应该以个体自身的体力作为标准进行调整;跑步时选择合适的运动鞋可以有效减轻脚部以及膝关节的负担,以有弹性的厚底运动鞋为宜;跑步时,腿部动作应放松,手臂自然摆动,脚后跟先着地,然后迅速过渡为前脚掌着地,以防引发胫骨骨膜炎。

(二)步行或散步

步行或散步可促进血液循环、减肥降脂、缓解紧张情绪,且心脏的负担较小,安全性较高,尤其对于患高血压、冠心病的老年人而言,是最佳的运动方法。此外,在空气清新的环境中步行或散步时,也可同时做扩胸运动、体转运动、深呼吸运动等,有利于肺脏功能的提高和改善。老年人可依据自己的健康状况安排时间、距离及速度。

1. **普通散步** 每次散步时间为 30min 至 1h 不等,速度为每分钟 60～70 步(慢速)或 80～90 步(中速),每天不超过 6 000 步,以免损伤膝关节。该类散步适合于重度高血压的老年人。

2. **快速步行** 每次步行时间为 30min 至 1h 不等,速度为每分钟 90～120 步,该类步行适合于中度高血压及肥胖老年人。

3. **医疗步行** 对步行的距离、时间及速度均有一定要求,在平地或不同坡度地段上进行的医疗体育方法。主要作用于心血管系统,通过对不断增加的步行距离和登高坡度的适应,有效增加心肌的储备力,从而起到锻炼和保护心脏的功能。临床上主要用于治疗冠心病、慢性心功能不全、糖尿病、肥胖症、慢性支气管炎和早期肺气肿等。运动量应按需制定,量力而行、循序渐进。

4. **养生散步** 老年人以每分钟 30～60 步的速度进行,边散步边旋转进行腹部按摩,每走一步便按摩一周,适用于胃肠道疾病、消化不良的老年人;步行时双臂前后用力摆动,可增进肩部及胸廓活动,每分钟 60～90 步,适用于高血压、慢性呼吸系统疾病、肩周炎、上下肢关节炎的老年人;散步时两臂自然摆动并节奏性拍打肩、胸、腹、背、腿等部位,可起到穴位按摩的功效,又舒筋活血、缓解疲劳的作用,可预防老年人常见病的发生。

5. 倒行散步　是一种有益的健身方法。倒走需要挺直腰身或背部略后仰,利于人体感觉器官与平衡感觉的锻炼,可与前行散步交替进行。走时膝盖不要弯曲,步子均匀而缓慢,双手握拳,轻轻向前后摆动,每天坚持 200 ~ 400 步,尤其适用于腰椎间盘突出症的防治,但不适用于重度高血压的老年人。

(三)趣味性的运动

太极拳、气功、体操运动、跳舞等对于老年人而言既有趣味性,又比较安全。有利于促进老年人的社会交往和感情交流,从而减轻其孤独感和寂寞感。

1. 球类运动　球类运动既锻炼肌肉和关节的力量,又调节大脑皮质的兴奋性和小脑的灵活性与协调性,同时它也是趣味性较强的运动,能够减轻老年人的孤独感和寂寞感。如乒乓球,打乒乓球可以增强老年人腰部、四肢、背部和胸背部的肌肉力量,提高机体的耐受力、均衡性和灵活性,增强内脏功能、延缓衰老并促进其他各个系统的调节与控制能力。此外,适合老年人的球类运动还包括健身球、保龄球和台球等。

2. 太极拳　2020 年 12 月,太极拳作为我国的传统体育锻炼项目,被联合国教科文组织列入人类非物质文化遗产代表作名录。其动作柔和缓慢,动静结合,优美且富有节奏感,尤其适用于体弱多病的老年人。太极拳具有平衡气血、促进新陈代谢和延缓衰老的作用,还可以利脑养性,对失眠和烦躁也有很好的疗效。锻炼时需做到:体松心静,排除杂念,身心放松;动作连贯、顺畅、自然;虚实分明、动作灵巧、均匀;呼吸自然,深长而匀细,与身体动作配合自然。

3. 跳舞　适宜的舞蹈运动具有增加机体抵抗力、提高机体协调能力、促进消化系统的功能、缓解肌肉紧张、提高记忆力、养成良好的生活习惯和人际关系、愉悦心情、塑造体型以及延缓衰老的作用,还可防治心血管疾病和癌症。但是由于老年人特殊的生理因素,在舞蹈运动开始前,要注意评估老年人的身体状况,如是否得到良好的休息,有无头晕、乏力等,不可强行参加,更不可在饱腹或饮酒后进行。老年人应选择节奏合适、轻松愉快的舞曲,不可过于剧烈,尽量选择空气流通的场所进行。

(四)日常延缓老化的运动

适宜的运动可延缓机体老化的速度,维持机体的各项正常生理功能,使老年人的晚年生活品质保持良好状态。健康老年人要预防和避免机体功能退化,应选择维持关节活动范围和肌肉力量的运动;体质衰弱的老年人运动时则应侧重加强健康状况的恢复;患病的老年人,根据所患疾病和身体状态进行,并以预防并发症的发生为主要目标。老年人在日常生活中除可利用平时倒垃圾、购物等活动增加步行类的有氧运动外,也可在日常生活中进行抗阻力运动、上半身运动和柔软度运动。

1. 抗阻运动　是利用重力施加在某些肢体上,进而起到阻碍肢体活动的作用,能够加强锻炼的效果。该运动可训练肢体的承重肌肉,增加肌力、肌耐力并可减少骨质的流失。

(1)抬臀运动:老年人仰卧于床上,双手轻放于身体两侧且放松,两膝屈起,双脚踩在床面上,臀部抬高5s后放回床面休息10s,连续5～10次。可于每天早、中、晚三个时间段进行(图3-1)。

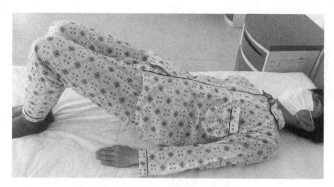

图3-1　抬臀运动

(2)半蹲运动:老年人背靠墙面站好,双脚并拢,背部挺直,双膝弯曲约30°,保持5～10s后恢复站立姿势,休息20s,反复进行5～10次,可于每天早、中、晚三个时间段进行。平衡较差的老年人可在身体前放一把有椅背的椅子,运动时手扶椅背使身体保持平衡(图3-2)。

(3)抬腿运动:老年人背靠墙站好,双脚分开与肩部同宽,背部挺直,单腿抬高至膝盖弯曲90°(可酌情给予负重),保持5～10s后换另一条腿,反复进行5～10次。可于每天早、中、晚三个时间段进行。运动时注意保持平衡,防止发生跌倒(图3-3)。

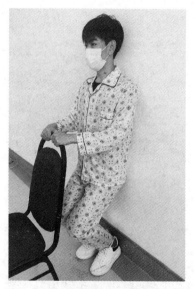

图3-2　半蹲运动

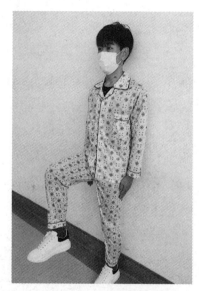

图3-3　抬腿运动

2. 上半身运动　有利于维持日常生活中的基本活动,如更衣、进餐、沐浴等,且方便易学,可于每天早、中、晚三个时间段进行。

(1)手臂运动:老年人直立站好,背部挺直,双手臂伸直向前举至肩膀水平(依据个体情况可酌情在手腕处增加负重)保持5s,反复进行5～10次(图3-4)。

(2)夹背运动:老年人站立,将背部挺直,双手于背后紧握,缓慢向上抬举,肩胛骨向背部中间方向集中,保持5～10s,反复进行5～10次(图3-5)。

（3）拧毛巾运动:老年人双手紧握住毛巾,做拧动毛巾动作,维持5s后,变换拧动毛巾的方向,持续5s,反复进行5～10次(图3-6)。

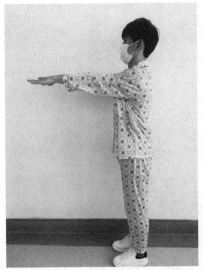 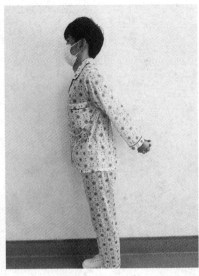 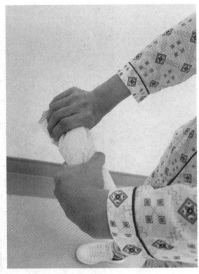

图3-4　上半身手臂运动　　图3-5　上半身夹背运动　　图3-6　上半身拧毛巾运动

3. 柔韧度运动　俗话说"筋长一寸,寿长十年"。良好的身体柔韧性能扩大关节韧带的活动范围,有利于提高身体活动的灵活性和协调性;柔韧性锻炼过程中可使僵硬的肌肉得到放松,防止肌肉痉挛,减轻肌肉疲劳;柔韧性锻炼能提高韧带的弹性,加强肌肉韧带的营养,延缓肌肉韧带衰老。因此,柔韧性好的老年人活动更灵活,日常生活自理能力更强,受伤及跌倒的风险明显减少。需要注意的是老年人进行柔软度运动时,应以轻度伸展为主,感到肌肉紧绷或有轻微疼痛感即可,避免发生损伤(图3-3～图3-5)。

（1）颈部柔软度运动:老年人取端坐位,双手交叉抱头并轻轻下压,将下颌向胸口靠近(图3-7)。

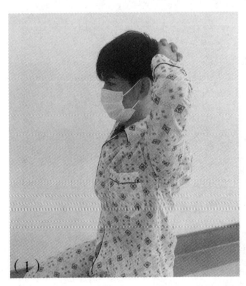 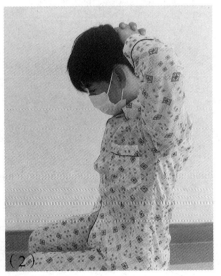

（1）　　　　　　　　　　　　　（2）

图3-7　颈部柔软度运动

（2）胸肩部柔软度运动：老年人面向门框或墙角站立，将双臂张开与肩膀水平，双手手掌贴在墙面或者门框上，上半身前倾并借用此力量使双臂伸展（图3-8）。

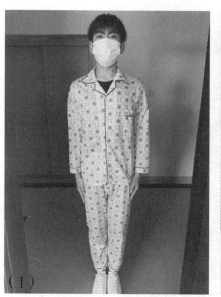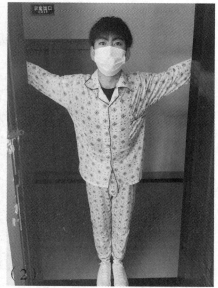

图 3-8　胸肩部柔软度运动

（3）上背部柔软度运动：老年人站立，右侧手臂向左侧肩部靠近，左手抓握右手肘，使右手向左侧肩部靠近；训练左侧时同理（图3-9）。

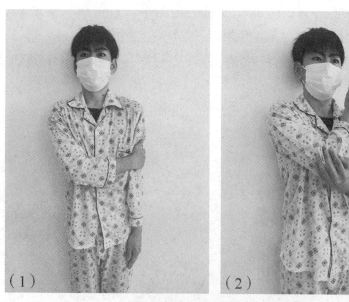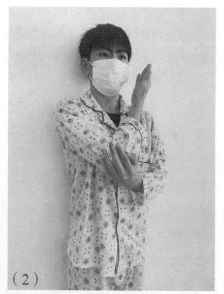

图 3-9　上背部柔软度运动

（4）躯干柔软度运动：老年人取端坐位，双手交叉抱头，两侧手肘与肩平行，并分别向身体两侧做伸展运动（图3-10）。

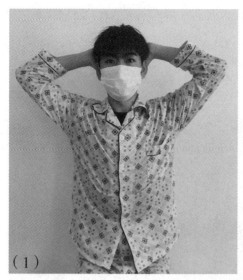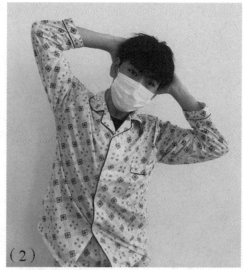

（1）　　　　　　　　　　　（2）

图 3-10　躯干部柔软度运动

（5）腰部柔软度运动：老年人取端坐位，双手置于双腿之上，上半身前倾弯曲，头部与腹部缓慢向双腿间靠近（图 3-11）。

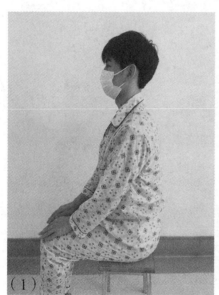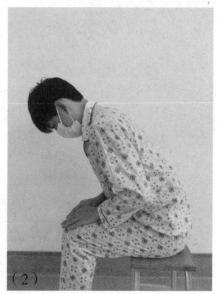

（1）　　　　　　　　　　　（2）

图 3-11　腰部柔软度运动

（6）髋部及大腿柔软度运动：老年人站立位，伸展右侧髋部及大腿时，右脚向后弯曲，左手抓住右脚脚掌或脚踝并向臀部靠近，运动时，为保持身体平衡可用右手扶墙或椅背。训练左侧时同理（图 3-12）。

（7）大腿内侧柔软度运动：老年人盘腿而坐，将双脚掌并拢，两侧足跟尽力向臀部方向靠近，双手抓住两脚脚踝，同时用双臂手肘下压大腿近膝盖处（图 3-13）。

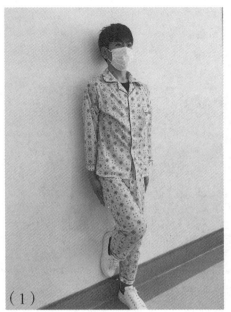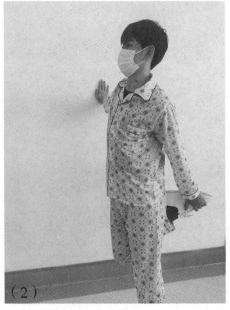

图 3-12　髋部及大腿柔软度运动

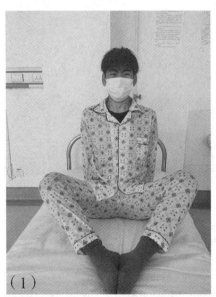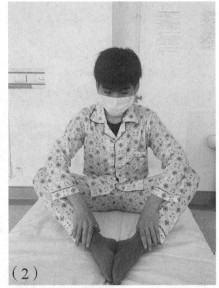

图 3-13　大腿内侧柔软度运动

（8）大腿外侧柔软度运动：老年人双腿伸直坐好，进行左侧伸展时，左膝屈曲并将左脚置于右膝外侧，左手撑于身体左后侧地面上，右手按住左膝外侧，使身体向左后旋转。右侧伸展同理（图 3-14）。

（9）大腿后侧及小腿柔软度运动：进行左侧大腿伸展时，老年人右脚在前方，左脚在后方呈弓箭步，利用右腿膝盖弯曲使胸部向前倾，使左侧大腿后部及小腿有紧绷感。右侧伸展同理（图 3-15）。

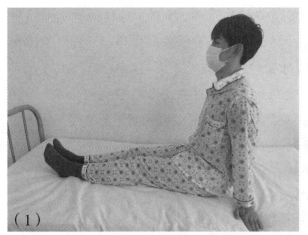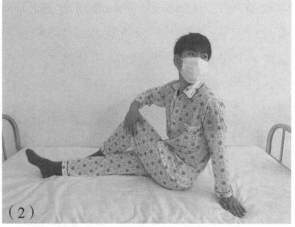

（1）　　　　　　　　　　（2）

图 3-14　大腿外侧柔软度运动

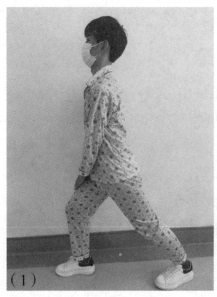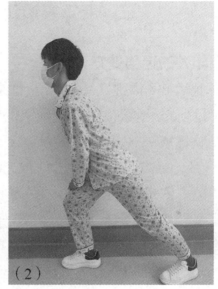

（1）　　　　　　　　　　（2）

图 3-15　大腿后侧及小腿柔软度运动

（五）医疗体育

医疗体育，又称"康复体育"，是一种医疗性的体育活动，也是运动医学的一部分。是为了配合某些疾病的治疗而进行的体育锻炼，目的是摆脱病态，恢复功能活动。在医护人员的指导下，进行科学有效的体育运动锻炼，利于老年人疾病的康复。

　知识拓展

肩周炎的运动疗法

运动可以改善血液、淋巴循环，牵伸挛缩组织，松解粘连，扩大肩部活动范围，改善萎缩肌肉。每日 2~3 次，每次 15~30min。

1. 肩部 ROM 练习和力量练习　①仰卧位，患肢外展并屈肘，作肩内旋和外旋的主动运动或助力运动；②Condman 钟摆运动训练肩部活动范围；③双手持体操棒或利用绳索滑轮装置由健肢帮助患肢作肩各轴位的助力运动；④双手握住肋木下蹲，利用躯干重心下移作牵伸肩部软组织的牵伸练习；⑤利用哑铃作增强肩胛带肌肉的抗阻运动。

2. 医疗体操　①手指爬墙：患者面对墙壁站立，用患侧手指沿墙缓缓向上爬动，使上肢尽量高举，到最大限度，在上做一标记，然后再徐徐向下回到原处，反复进行，逐渐增加高度。患侧靠墙站立，上肢外展，沿墙壁手指向上方爬行，余同上。②背部动作：患者双手交叉于背后，掌面向上方，左右牵拉并进行有节律的上下运动。③抱颈：患者双手交叉抱住颈项，相当于双耳垂水平线，两肘臂夹住两耳，然后用力向后活动两肘，重复进行。④旋肩：患者站立，患臂自然下垂，肘部伸直，患臂由前向上向后划圈，幅度由小到大，反复数遍。⑤展翅：左右手各向左右伸直平抬、掌心向下成飞翔势，上下扇动。

三、老年人运动处方及注意事项

（一）老年人的运动处方

适当的体育运动可以提高身体素质、增强体质、稳定情绪，有益于老年人的躯体和心理健康，而不适当的运动则可危害老年人的健康，因此指导老年人的运动应朝着科学和安全有效的方向发展。

1. 概念　运动处方是指由康复医师或者健康管理师，对从事体育运动的人群或者患者，根据医学检查资料按健康、体力以及心血管功能状况，用处方的形式规定其运动种类、运动强度、运动时间及运动频率，并提出运动中的注意事项，是指导人们有目的、有计划、科学锻炼的一种方法。

2. 基本内容　老年人运动处方包括：运动种类、运动目的、运动时间、运动强度、运动频率、运动进度及注意事项等。

3. 分类

（1）按照运动的对象和作用分：①治疗性运动处方以治疗疾病、提高康复效果为主要目的；②预防性运动处方以预防疾病、强身健体为主要目的；③健身、健美运动处方以提高身体素质及健美为主要目的。

（2）按照运动的器官系统分：①心血管系统康复运动处方；②运动系统康复运动处方；③神经系统康复运动处方；④呼吸系统康复运动处方。

4. 基本原则

（1）因人而异：运动处方必须因人而异，要根据老年人的具体情况制定出符合个人身体客观条件及要求的运动处方。

（2）有效原则：运动处方应能使参加锻炼的老年人的功能状态得到改善。制定运动处方时，应科学、合理安排各项内容；在运动处方的实施过程中，要按质、按量完成训练。

（3）安全原则：按照运动处方训练时，应严格遵守各项规定和要求，保证在安全的范围内进行，一旦超出安全界限，老年人将可能发生危险。

（4）全面原则：运动处方应遵循全面身心健康的原则，在运动处方的制定和实施中，应注意维持老年人生理和心理的平衡，以达到"全面身心健康的目的"。

5. 制定程序　老年人运动处方的制定应严格按照运动处方的制定制度进行，首先应对实施运动处方的老年人进行系统的检查，以获得制定运动处方所需要的全面资料。程序包括：一般调查、临床检查和功能检查、运动试验及体力试验、制定运动处方、实施运动处方、运动中的医疗监督、运动处方的修改等。

（二）老年人运动保健的注意事项

1. 运动应注意气候变化　老年人对外界温度的变化适应性较弱，夏季户外活动时要防止中暑，冬季要预防感冒和跌倒，冰雪天气、气温过低均不适宜运动。不能户外活动时，老年人在室内也可以随时随地进行有规律的健身运动，如早晚可在床上进行深呼吸和腹式运动，四肢关节运动；洗澡时可进行伸展和屈曲运动；看电视时可以进行肩、臂、腿、脚、肘、膝等关节的运动等。

2. 运动需谨慎　心脑血管疾病、高血压的老年人，运动时尽量不选择无氧运动，如跑步、健身操等。该类老年人适合进行的运动方式以有氧运动为主，如散步、太极拳等，且在运动过程中要做好自我监测。危重病老年人不可运动，急性感染、器官功能衰竭、重度高血压、严重视网膜病变等老年人活动需谨慎，心肌梗死急性期，需严格卧床休息。

3. 劳动不可取代运动　劳动是局限作用于身体的某些部位，达不到全身上下均衡运动的目的，因此只能作为运动锻炼的一部分，而不能完全地代替运动锻炼。

4. 运动服装要合适　运动时要选择纯棉质、弹性较好的运动服，有利于运动时身体的肌肉、关节的活动；鞋子的选择以大小合适、舒适且软底的运动鞋为最佳，以保证运动的安全性。

四、特殊老年人的运动

疾病易导致老年人活动障碍，但若因此而不再活动，尤其是对于偏瘫或者卧床老年人而言，则非常容易导致各种并发症及失用性萎缩的发生，以致严重影响老年人的生活质量。因此，每一位老年人都应设法采取有效措施，积极进行基础性运动，最大限度地增强老年人机体的各项功能，预防老年人可能因疾病而导致的各种并发症，维持或恢复老年人的生活自理能力。

（一）偏瘫老年人的运动

偏瘫老年人恢复其基本的活动功能，是恢复生活自理能力的重要内容之一。对于偏瘫的老年人，一旦生命体征平稳应尽早安排康复活动，而其活动的本质并不是让照护者作为主导，而是通过协助老年人的活动，唤起他们的自主性。

1. 协助偏瘫老年人翻身　照护者立于偏瘫老年人的患侧，将患侧上肢置于胸部，患侧下肢置于健侧上，健侧上肢握住床栏，照护者双手置于健侧肩部和大腿部，借助老年人握住床栏的力量，协同将老年人由仰卧位翻转为侧卧位；然后，将患侧手臂置于背部，放开床栏，照护者顺势将老年人翻转为俯卧位（图3-16）。同样，也可以由俯卧位翻转到仰卧位（图3-17）。

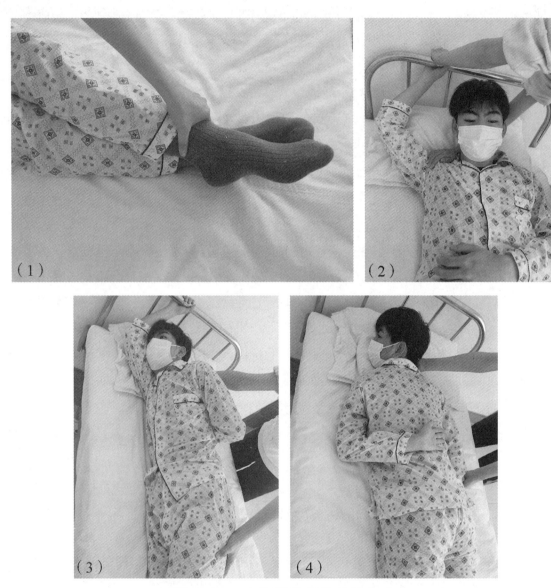

图3-16　从仰卧位到俯卧位翻身

2. 协助偏瘫老年人坐起　对于能完成坐起动作的偏瘫老年人，照护者应给予相应的指导，由老年人自行坐起，方法为：先将老年人置于侧卧位，使患侧上肢置于腹部，下肢患侧置于健侧，健侧上肢按住床沿或床边固定物体，健侧肘部支撑，头部向前伸出，抬起身体，双腿下垂，缓慢坐起；对于无力完成坐起动作的偏瘫老年人，照护者应协助老年人坐起，方法为：将老年人双腿向准备坐起的一侧床边移动，以臀部为中心，头向脚的相反方向移动。老年人用健手扶着照护者的肩膀，再由照护者扶着老年人的背部，起身后，老年人双脚着地时，照护者半蹲，利用自己的膝盖卡住老年人的膝盖，让老年人稳定转位。

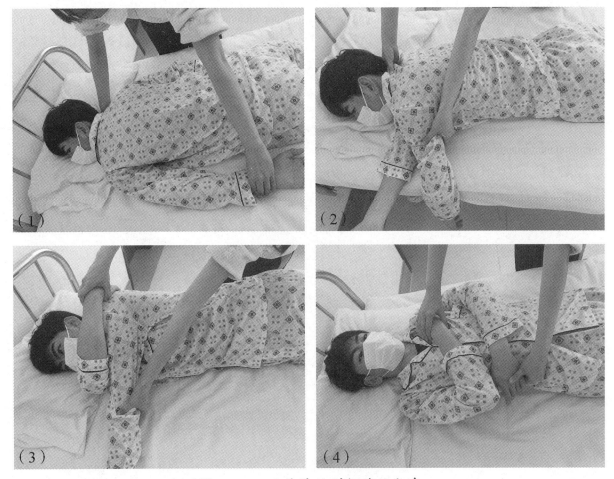

图 3-17　从俯卧位到仰卧位翻身

3. 协助偏瘫老年人移动　①指导老年人床移至轮椅的方法：老年人脚后收，身体前倾，健侧手按压在床沿上，头向前探出，重心置于脚上，站起后，手慢慢从床沿移至轮椅扶手，尽量靠后坐进轮椅，将上半身直起。②协助老年人从床移至轮椅的方法：先把老年人移至床边，两脚平放于地上，照护者将两脚放在老年人的脚两边，在前面用膝部抵住老年人的膝关节，并将老年人前臂放在自己肩膀上，手置于老年人肩胛骨的内缘，即用照护人员伸直的上肢托住老年人的上肢。接着指导老年人的重心前移至其脚上，并嘱老年人抬头，帮助其臀部离开床面接近座位，尽量靠后坐进轮椅，将上半身直起。

4. 协助偏瘫老年人走动　偏瘫老年人进行步行训练时，需要助行器的辅助，常用的助行器有多脚手杖、助步器等，老年人应依据疾病的特点及运动目的，选择适合自己实际情况的手杖。多脚手杖的支撑面积大，稳定性好，安全性高，尤其适合于脊柱弯曲变形的老年人行走时使用，可预防由于重心前移而致跌倒的发生。另外，脊柱弯曲变形的老年人进行户外活动时，也可使用小推车。右侧偏瘫的老年人前行时应选择左手持手杖，患侧腿与手杖同步向前。助行器包括带轮子和不带轮子两种，前者适合于能行走但易疲劳的老年人，后者更为稳定，可以帮助不能行走的老年人站立，亦可训练偏瘫老年人行走的能力。

（二）长期卧床老年人的运动

长期卧床的老年人，发生关节变形、僵硬、挛缩等问题的机会更高。运动及功能训练一直都是临床上预防和治疗肌肉萎缩的重要方法。因此，协助老年人在床上进行各个关节的主动被动运动，既可以促进局部的血液循环，又可以让关节在所有活动范围内维持移动性和灵活性，增加肌肉的力量，有效预防关节挛缩、僵硬及变形。

1. 关节运动的原则　①关节运动应尽早进行。②关节运动前可先热敷关节以放松局部肌肉。③关节运动的顺序应由近端向远端进行，如手臂向手掌方向。所有可以活动的关节均应包含在内。④运动过程中如遇阻力应逐渐增加活动角度，不可强行扳动，以防造成伤害。⑤关节运动应持之以恒，坚持每天进行，每天 2～3 次，每次 10min 左右，活动的最终角度处停留 5s，如活动过程中遇阻力，则延长停留时间至 30s。⑥鼓励老年人主动进行关节运动，其他人只起到辅助补足角度的作用。⑦老年人发生或存在骨折、肌肉钙化、异位性骨化或脱臼及刚进行完手术的部位不可进行任何关节运动。⑧运动过程中应密切观察，一旦发现老年人全身大汗、脸色苍白等症状时，则应立刻停止。⑨对无法进行主动运动的老年人，应在床边进行每个关节的被动运动，每日 3～4 次，以防治关节挛缩和变形。

2. 关节运动种类及方法

（1）肩关节运动

1）肩关节屈曲与伸展：老年人仰卧，掌心向内，双手向前方高举 180°，尽力向同侧耳边靠拢，再回至身体两侧，必要时可取侧卧位或者俯卧位，以能使得手臂向背后做较大角度的伸展活动（图 3-18）。

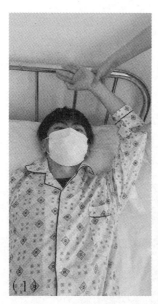 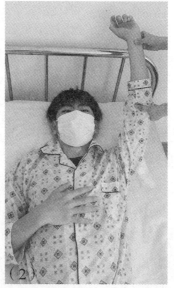

图 3-18　肩关节屈曲与伸展

2）肩关节外展与内收：老年人仰卧，掌心向上，手臂从身体的侧面移向头旁，再由侧面回到身体侧旁（图 3-19）。

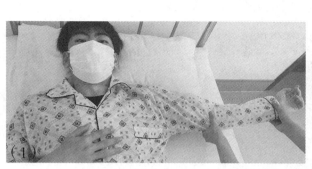
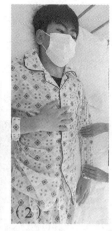

图 3-19 肩关节外展与内收

3）肩关节外旋与内旋：老年人仰卧，手臂侧举至肩膀水平，肘部屈曲呈 90°，手指向上，掌心向内，使前臂向床头方向移动；手臂侧举至肩膀水平，肘部屈曲呈 90°，手指向上，掌心向内，使前臂向床尾方向转动（图 3-20）。

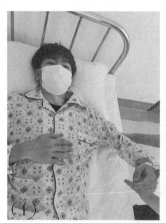
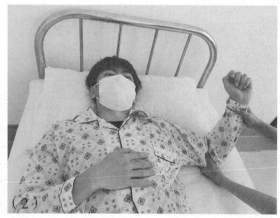

图 3-20 肩部外旋与内旋

4）肩关节内收与外展：老年人取仰卧位，手臂外展至肩膀水平，肘部屈曲呈 90°，手指向上，掌心向内，手臂移至另一肩膀方向；手臂外展至肩膀水平，肘部屈曲呈 90°，手指向上，掌心向内，手臂移至背侧方向（图 3-21）。

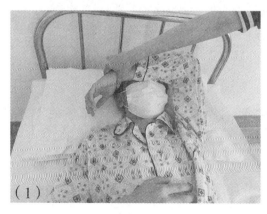
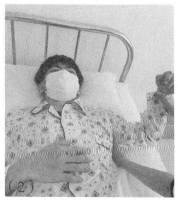

图 3-21 肩关节内收与外展

（2）肘关节运动

1）肘关节屈曲与伸展：老年人取仰卧位，手臂自然放于体旁，掌心向上。肘部屈曲，使前臂向上臂方向靠近，再将前臂送回体旁（图3-22）。

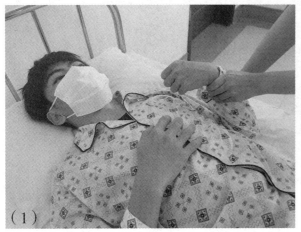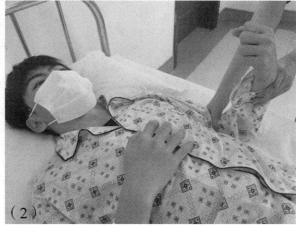

图3-22　肘关节屈曲与伸展

2）前臂旋前与旋后：老年人取仰卧位，手臂自然放于体旁，掌心向上，将肘部固定，旋转前臂使掌心向下，再将前臂旋转回原位置，掌心向上（图3-23）。

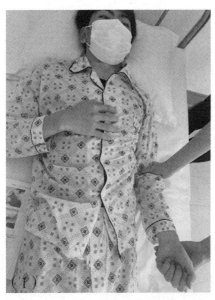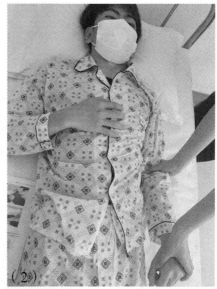

图3-23　前臂旋前与旋后

（3）腕关节运动：

1）腕关节屈曲与背伸：先将手腕向掌心的方向弯曲；再将手腕向手背的方向伸展（图3-24）。

2）腕关节桡侧与尺侧偏斜：将手腕向拇指方向侧曲；将手腕向小指侧弯曲（图3-25）。

（4）手指关节运动

1）手指屈曲与伸展：将老年人手部握拳后再完全打开（图3-26）。

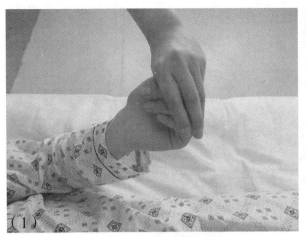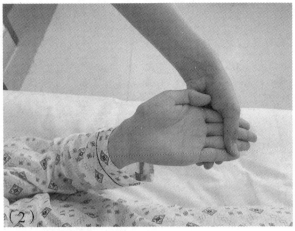

图 3-24　腕关节屈曲与背伸

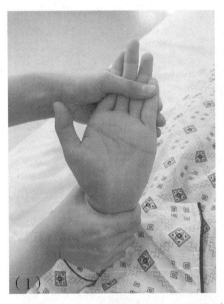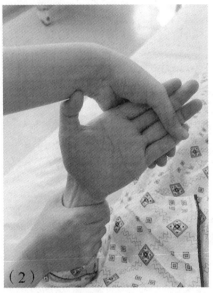

图 3-25　腕关节桡侧、尺侧偏斜

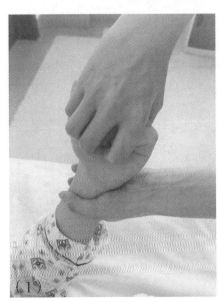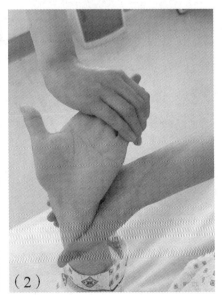

图 3-26　手指屈曲与伸展

2）手指外展与内收：将五指完全分开后，形成"五"的手势，再将五指全部合拢（图3-27）。

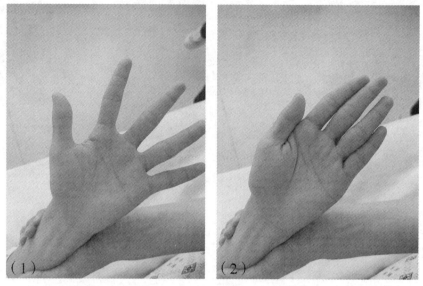

图 3-27　手指外展与内收

3）拇指屈曲与伸直：将拇指向掌心内移动，尽力触摸小指根部位置后，再恢复至"五"的手势（图3-28）。

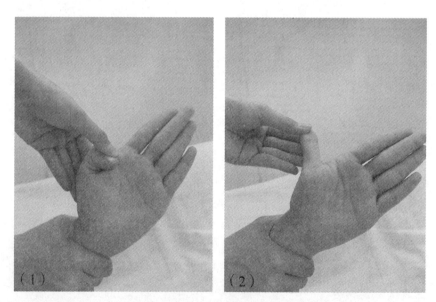

图 3-28　拇指屈曲与伸直

4）拇指外展与内收：将手指并拢，拇指向垂直于掌心的方向移动后，再复位至"五"的手势（图3-29）。

（5）髋关节运动

1）髋关节屈曲、膝关节屈曲：老年人取仰卧位，下肢向胸部方向贴近姿势，屈曲（图3-30）。

2）髋关节伸直，膝关节伸直：老年人取侧卧位，大腿水平向后移动，伸展（图3-31）。

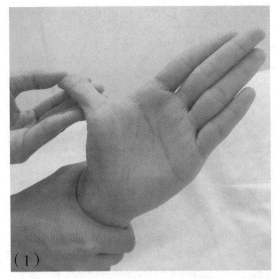
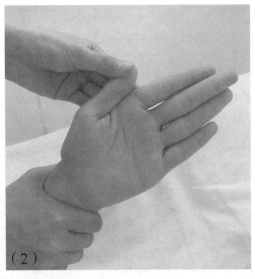

图 3-29　拇指外展与内收

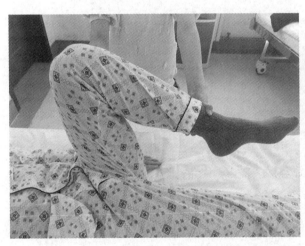

图 3-30　髋关节、膝关节的屈曲

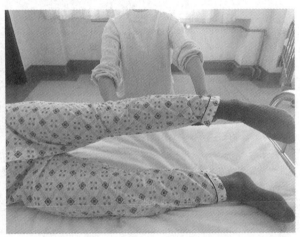

图 3-31　髋关节、膝关节的伸直

3）髋关节外展与内收：老年人取仰卧位，大腿向身体外侧水平移动后，再恢复至身体中间位置（图 3-32）。

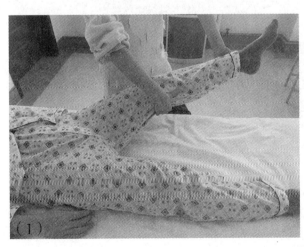
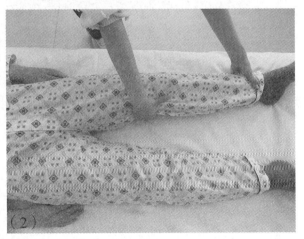

图 3-32　髋关节外展与内收

4）髋关节内转与外转：老年人取仰卧位，髋关节和膝关节均屈曲成 90°，固定膝盖与大腿并将小腿向身体外侧与内侧进行移动（图3-33）。

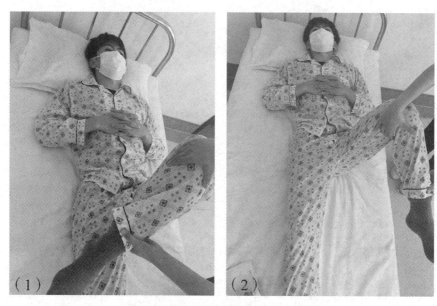

（1）　　　　　　　　　　（2）

图3-33　髋关节内转与外转

（6）踝关节运动

1）踝关节背曲与跖曲：先将脚踝向小腿方向移动，再将脚踝向足底的方向移动（图3-34）。

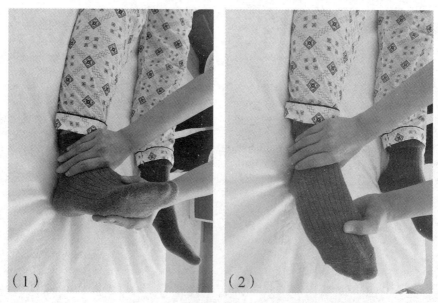

（1）　　　　　　　　　　（2）

图3-34　踝关节背曲与跖曲

2）踝关节内翻与外翻：将脚踝向身体内侧移动后，再将脚踝向身体外侧移动（图3-35）。

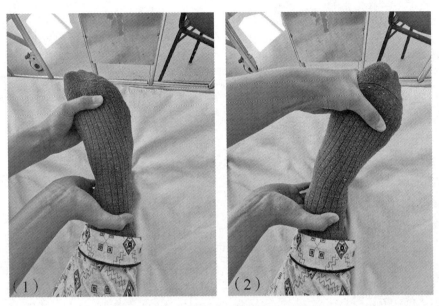

图3-35 踝关节内翻与外翻

（7）脚趾关节运动

1）脚趾关节屈曲与伸直：先将脚趾向足底方向移动，再向足背方向移动（图3-36）。

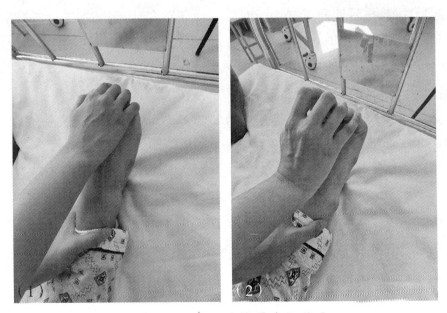

图3-36 脚趾关节屈曲与伸直

2）脚趾关节外展与内收：将脚趾打开，并做"五"的动作，再将脚趾并拢，反复进行（图3-37）。

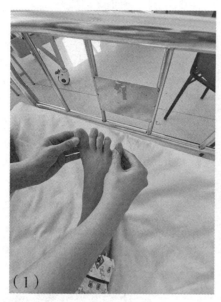（1）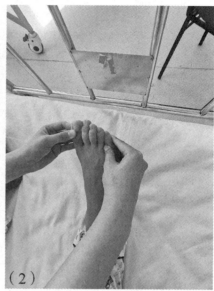（2）

图3-37　脚趾关节外展与内收

（三）疼痛老年人的运动

老年人疼痛发生时，应针对病因给予有效治疗，待疼痛缓解后再考虑运动。若因疼痛而不能活动者，应首先评估疼痛的程度与范围，给予处置，同时可根据老年人的实际情况适当进行被动训练。疼痛作为一种主观感觉，受心理因素影响较大，因此，家属应注意安慰、体贴、关怀老年人，使其心情放松愉悦，并鼓励老年人尽量起床活动。

（四）呼吸功能低下老年人的运动

呼吸系统功能低下的老年人，运动时可出现呼吸急促、气短、严重者甚至出现呼吸困难而不得不终止运动，停下休息。因此，此类老年人在选择运动项目时，应以老年人的肺功能状态为依据，同时严格控制运动量，应循序渐进，尤其是在进行主动运动和被动运动锻炼，或是进行日常生活活动锻炼时，都要注意观察个体呼吸运动情况。

（五）因治疗需要而制动老年人的运动

为了配合疾病的治疗而被迫卧床制动的老年人，容易发生肌肉萎缩和足下垂等并发症，应在不影响治疗的前提下，进行肢体按摩或关节被动运动，可预防肢体肌肉萎缩、关节僵硬和功能障碍，以尽早解除制动。

（六）担心病情恶化老年人的运动

许多老年人因为患病而拒绝活动，主要是担心运动会使病情恶化，可请专业人员向老年人解释说明运动对于疾病治疗和康复的影响及其重要性，以获取老年人的配合。

（七）阿尔茨海默综合征老年人的运动

阿尔茨海默综合征老人应增加与社会的接触机会，参加力所能及的活动，可以延缓病情的发展，但运动时一定要有照护人员的陪伴，防止发生意外。

本章学习重点为老年人的运动保健的原则、注意事项以及特殊老年人的运动保健。学习难点为如何根据老年人的生理功能来合理选择活动种类、活动时间及活动量，以及如何正确指导老年人及家属做好老年人的运动保健。在学习过程中，强调运动保健的实用性与实践性，因此要注意理论知识与实践练习的有机融合，将理论知识充分应用于实践并指导实践。

（徐小娜）

思考与练习

1. 老年人运动保健的原则有哪些？
2. 老年人运动保健的注意事项有哪些？
3. 老年人如何判断自己的运动量是否适宜？
4. 卧床老年人关节活动的原则。
5. 常见的关节运动有哪些？如何操作？

第四章 | 老年人营养保健

04章 数字内容

民以食为天,营养供给是维持人的生命及各种活动的基础。"合理膳食"是健康四大基石之首,包括老年人营养保健在内的"合理膳食行动",在《健康中国行动(2019—2030年)》15个重大行动中占据首要位置。

老年人由于身体各器官系统不可避免地老化,内分泌代谢功能也相应降低,导致整个机体功能逐步衰退。表现在营养的消化吸收上,同样也难以达到青壮年时期的水准。另外,多数居民缺乏正确的老年人饮食与营养知识,使得老年人更易罹患各种营养相关疾病。因此,针对老年人的身心特点,了解老年人对营养成分的需求,认识老年人饮食存在的问题,学会老年人饮食保健方法,对于促进健康、预防和辅助治疗老年人的营养相关疾病是民众"向往美好生活"的基础工作。

本章重点探讨老年人营养需求及影响因素、营养保健原则与方法,老年人常见饮食营养相关问题的营养保健。

第一节　老年人饮食与营养

 工作情景与任务

导入情景：

凌奶奶,78岁,患糖尿病与高血压多年,8个月前发生脑梗急送医院住院治疗。体格检查发现左侧肢体感觉减退,左上肢肌力1级,左下肢肌力3级。住神经内科紧急溶栓治疗,2周后转至康复科继续康复训练5个多月,同时服用中药调理。目前已出院在家,左上肢肌力恢复到3级,左下肢肌力4级,自理能力轻度依赖,心态尚平和。家人虽重视凌奶奶的康复训练和营养支持,但凌奶奶食欲下降,因个人习惯只吃素食,每餐食量仅有发病前的一半,康复训练难以不折不扣地完成。

工作任务：

1. 正确分析凌奶奶出现食欲下降的原因。

2. 帮助凌奶奶的家属提出改善营养的策略,并提出几个可操作性较强的营养补给方案(营养种类、烹饪方法等)。

对处于家庭、养老机构及医院等养老环境中的老年人,由于自身健康状况及身处环境不同,家庭和社会对其重视程度各异,需找出个性化的营养问题解决方案,帮助老年人提升健康水平,向"健康老龄化"与"成功老龄化"的目标努力。

一、老年人营养需求及影响因素

随着我国老龄化形势的日益严峻,"健康老龄化"要求日益迫切。近年来,"成功老龄化"的相关理论与实训正在为更多人所熟知。

成功老龄化(successful ageing, SA)是指促进老年人的价值实现最大化,从"老有所为"到"老有所用",直至"老有所成"。其中身体和心理功能是成功老龄化的基础,社会功能和幸福感是成功老龄化的必要条件,合理的营养供给是成功老龄化的基本保障,影响老年人各方面的健康,如减缓衰老进程、预防或延缓脑功能退化、避免或减少慢性疾病发生等。

（一）老年人营养需求、供需失衡与主要来源

维持健康与生命所需要的营养素有6大类,包括3种产能的宏量营养素(蛋白质、脂类、碳水化合物)、无机盐(常量元素和微量元素)、各种维生素(水溶性维生素和脂溶性维生素)和水。其中水是各种营养素代谢与利用过程中不可或缺的物质,占人体重量的60%(女性55%),因此被称为"生命之源"。各种营养素均有其独特的功能,不同人群对各种营养素的需要量不同,过多或过少都会导致某些疾病。老年人对各种营养素的需要量基

本与成年人相似，但由于其身心状况、代谢率与身体活动水平等略有不同，某些营养素的需要量有所增减。

1. 膳食能量与体重

（1）老年人的膳食能量：老年人的活动量逐渐减少，能量消耗逐年降低，机体内脂肪组织增加而肌肉组织减少，多数器官功能减退，代谢过程显著减慢，基础代谢一般要比青壮年时期降低 10%～30%。老年人的能量供应以能维持健康为标准，一般略低于成年人。国家卫生和计划生育委员会 2017—2018 年发布的《中国居民膳食营养素参考摄入量》（dietary reference intakes，DRIs），推荐轻体力活动的男性老年人膳食能量需要量为 1 900～2 050kcal/d（女性为 1 500～1 700kcal/d），而相似体重的成年男性轻体力活动时膳食能量需要量为 2 100～2 250kcal/d（女性为 1 750～1 800kcal/d）。

（2）老年人的体重：目前国内外常用于衡量人体胖瘦程度以及是否健康的标准是身体质量指数（body mass index，BMI），简称体质指数，也称体重指数，其计算公式为：

$$BMI = 体重（kg）/[身高（m）]^2$$

体质指数的单位是 kg/m²，中国成人 BMI 正常值为 18.5～23.9kg/m²。BMI < 18.5kg/m² 为消瘦；BMI 24.0～27.9kg/m² 为超重；BMI≥28kg/m² 为肥胖。对于老年人的适宜体重，中国营养学会《中国居民膳食指南科学研究报告（2021）》综合近期相关研究结果为：65 岁以上适度超重的老年人（BMI 24.0～29.9kg/m²）全因死亡率最低（图 4-1），低体重（BMI < 18.5kg/m²）

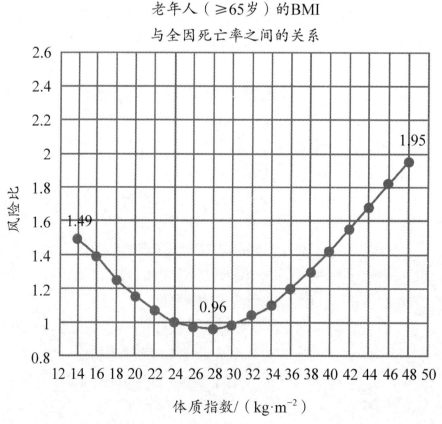

图 4-1　老年人（≥65 岁）的 BMI 与全因死亡率之间的 U 形关系

和中重度肥胖（BMI > 30kg/m²）均不同程度增加死亡风险。由此得出结论：老年人超重或轻度肥胖对健康无害。因为老年人过于消瘦常是营养不良的表现，导致免疫力低下，罹患各种疾病的概率增大。

2. 蛋白质需要量、供需失衡与主要来源

（1）蛋白质需要量：老年人蛋白质的推荐摄入量（recommended nutrient intake，RNI）为 1.17g/（kg·d），男女略有差别，男性约 65g/d，女性约 55g/d，目前平均摄入量为 0.91g/（kg·d）。虽然老年人总能量供给减少，但蛋白质供给能量相对增多，达到总能量的 15%（成年人蛋白质供能占 10%～15%）。

（2）蛋白质供需失衡：蛋白质是人体组织细胞的重要组成成分，若摄入不足，会影响组织的合成代谢与细胞更新，加速组织器官的衰老。但若摄入过多，会加重肝脏和肾脏的负担，损害肝肾功能。另外，过多摄入蛋白质还会导致消化吸收功能紊乱，增加心脑血管疾病的罹患率。由于老年人消化功能减退，蛋白质吸收率降低，食物中蛋白质摄入不足的风险大于过量。

（3）蛋白质的主要食物来源：老年人每日从谷类食物中摄入蛋白质约 20～30g，其他应从肉、蛋、奶、大豆等食物中摄取。肉、蛋、奶、大豆含优质蛋白质，其氨基酸构成比例与人体蛋白质接近，能被机体充分利用，故营养价值相对较高。其中大豆制品优质蛋白质含量很高、较容易消化吸收，且含有卵磷脂、植物固醇、大豆异黄酮等，能明显提高老年人（尤其是女性）的健康水平。

3. 脂类需要量、供需失衡与主要来源

（1）脂类需要量：脂类是人体需要的重要营养素之一，包括脂肪和类脂。

1）脂肪：脂肪主要成分为贮存在脂肪细胞中的甘油三酯，是主要产能营养素之一，占老年人总能量的 20%～30%，食物摄入脂肪总量不高于 50g/d，包括食物含有的脂肪与烹调用油，其中烹调用油不多于 25g。脂肪可贮存、供给机体能量，当机体需要能量而糖原不足（如长期摄食过少）时，脂肪可水解成脂肪酸和甘油供能，导致消瘦。对于老年人来说，脂肪还能减少身体热量损失、维持体温恒定、减少内脏器官之间摩擦等，这些作用对维持老年人健康也是不可或缺的。

2）类脂：类脂主要包括磷脂和固醇。

磷脂是细胞膜、神经髓鞘等人体细胞的组成成分，所以对身体健康尤其是脑健康作用明显，因为神经组织中的主要化学成分是脂肪，其中磷脂又占多数。大豆与坚果（花生、核桃等）、动物的脑和卵中磷脂含量较多，老年人可充分摄入，有利于促进脑细胞再生，预防各种原因所致脑功能退化。其中大豆最适宜老年人摄取，因其物美价廉，含有大量优质蛋白质等营养素，而脂肪、胆固醇等物质含量低，且对尿酸正常的老年人维持健康也非常有利。

胆固醇的科学适量摄取，对于老年人健康的作用易被忽视，其摄入量每天不宜超过 300mg。过量胆固醇对于动脉粥样硬化的影响已经为民众熟知，但却忽略了它是维生素

D₃以及类固醇激素、胆汁酸等的合成原料，而且对于调节机体脂类物质的吸收，尤其是脂溶性维生素的吸收以及钙、磷代谢等，胆固醇均有着不可替代的作用。植物中不含胆固醇，纯素食不利于健康。

（2）脂类供需失衡：老年人活动和能量消耗减少，若食物过于精细且油脂含量过高，容易诱发心脑血管疾病，尤其是食物油脂中的动物脂肪多为饱和脂肪酸，且胆固醇含量高，长期摄入过多易导致高脂血症（高甘油三酯血症和／或高胆固醇血症），是动脉粥样硬化的高危因素，成为老年人心肌梗死、脑血栓形成（脑卒中）等重要器官缺血性疾病的罪魁祸首，导致大量中老年人失能或半失能。近年来此类疾病高发且年轻化，是因为人们生活方式不健康，难以做到"管住嘴、迈开腿"。这是"健康中国"进程中的极大障碍。近年来，由于动物脂肪及胆固醇对人体的危害性在民众中广泛宣传并深入人心，部分人又采取了素食主义与过度减肥的极端做法，相应营养素的缺乏又凸显出来。客观、科学地认知脂类营养素，帮助民众做到"合理膳食"，是"健康老龄化""成功老龄化"对医学及营养学工作者提出的重大科普课题。

近年来，亚油酸和α-亚麻酸等必需脂肪酸对人体健康的促进作用得到了越来越多民众的认识，两者均为多不饱和脂肪酸。亚油酸（LA）、花生四烯酸（ARA）等ω-6多不饱和脂肪酸可降低血脂、软化血管，有效预防动脉粥样硬化，对老年人肥胖也有预防作用。α-亚麻酸（ALA）、二十碳五烯酸（EPA）、二十二碳六烯酸（DHA）、二十二碳五烯酸（DPA）等ω-3多不饱和脂肪酸可增强智力及提高记忆力，对老年人可预防阿尔茨海默病，还能保护视力、改善睡眠、抑制血栓性疾病、调节血脂、减少胰岛素抵抗、降低血压、抗癌、抗衰老、抗抑郁等，对老年人身心健康有明显促进作用。由于必需脂肪酸不能由人体自身合成，只能由食物提供，人群的适时适量补充，应得到广泛的认识和重视，老年人更应重视补充。

（3）脂肪的主要食物来源：老年人应以摄入含不饱和脂肪酸较多的植物性油脂为主，减少含饱和脂肪酸及胆固醇较多的动物性脂肪的摄入，尤应避免含有大量反式脂肪酸的食物，如油炸与烧烤食品、餐饮行业普遍使用的中低档植物油、冰激凌、爆米花、人造植物奶油等，因其在体内代谢缓慢，过量摄入会增加血液黏滞度，加大动脉粥样硬化的风险。高脂血症与动脉粥样硬化的高危老年人，需减少动物脑、内脏、蛋黄、鱼子、肥肉等的摄入，以减少胆固醇的来源。

 知识拓展

"长寿之乡"巴马人的饮食秘诀

广西巴马县是著名的"世界长寿之乡"，其最直接、最明显的秘诀是独特的饮食结构。巴马人日常饮食"五低""两高"，即低热量、低脂肪、低动物蛋白、低盐、低糖、高维生素、高纤维素。巴马人的食物素多荤少，吃水煮菜为主，常吃的主食有玉米、稻米、红薯、芋头,主要副食是黄豆和蔬菜。"合渣菜""火麻汤"是巴马人的特色菜,"合渣菜"是黄豆粉和各种蔬菜一起煮;"火麻汤"含有大量的亚油酸、α-亚麻酸、蛋白质、卵磷脂、维生素E等营养物质。巴马人最喜欢用火麻油与山茶油等植物"长寿油",很少用动物油。火麻油所含脂肪为不饱和脂肪酸,其中必需脂肪酸亚油酸与亚麻酸的含量较多数植物油高,还含有丰富的维生素E。

4. 碳水化合物(糖类)需要量、供需失衡与主要来源

(1)碳水化合物需要量:糖类由碳、氢、氧元素构成,故常称为"碳水化合物",是单糖、寡糖(低聚糖)、多糖的总称,是提供能量的重要营养素。单糖包括葡萄糖和果糖等,最常用的双糖是蔗糖,具有保健作用的低聚糖有(异)麦芽低聚糖与环状糊精等,最重要的多糖是淀粉与纤维素。除了供能,碳水化合物还是构成组织和保护肝脏功能的重要物质。老年人总碳水化合物的摄入量宜占总能量的50%~65%,平均需要量为120g/d,以淀粉为主,添加糖<10%。

(2)碳水化合物的供需失衡:若长期摄入碳水化合物过多,超出人体每天需要的量,其代谢产物就会在肝脏及脂肪细胞中转变为脂肪储存起来,这是肥胖的主要原因,尤其是老年人或其他缺乏体力活动者。但若过度依赖长期减少摄入或不摄入碳水化合物作为减肥手段,其节约蛋白质的作用减弱或丧失,机体会分解蛋白质获取能量,影响组织细胞的合成代谢,导致细胞更新困难,加速衰老;营养不良导致以蛋白质为原料的抗体合成不足,机体抵抗力严重受损,老年人更加不堪一击。

单糖(如葡萄糖)和双糖(如蔗糖),由于不用分解或简单分解就能直接吸收,可较快提升血糖浓度。老年人应避免血糖生成指数(glycemic index,GI)最高的葡萄糖进入机体,减少在食物中添加血糖生成指数较高的蔗糖(家庭常用的白砂糖和绵白糖),以免诱发或加重糖尿病,增加心脑血管疾病的风险。血糖生成指数较低的果糖和低聚糖对老年人较为适宜,可以适当进食含果糖较高的水果;低聚糖是指由2~10个糖苷键聚合而成的碳水化合物,是一类不消化性糖类,有一定甜度,基本不增高血糖与血脂,进入肠内成为双歧因子,是有利于健康的功能性食品配料。

膳食纤维是植物性食物中特有的碳水化合物,不能被人体小肠消化吸收,但对人体有较大的健康意义,在预防和缓解便秘、促进肠道益生菌生长、增加饱腹感和调节体重、预防结肠癌、防治2型糖尿病及脂代谢紊乱等方面均有效。因此适度摄入膳食纤维有利健康,老年人推荐摄入量25g/d。

(3)碳水化合物的主要食物来源:淀粉是谷类食物的主要成分,大米和面粉等谷物是中国居民的主食,是人体热能最主要的来源。还有高粱、玉米、小米、薯类等杂粮,均能为人体提供碳水化合物为主的营养素。

5. 维生素需要量、供需失衡与主要来源 维生素在维持人体健康、促进生长发育、调节生理功能和延缓衰老过程中均起重要作用,包括脂溶性维生素(维生素A、维生素D、

维生素 E 和维生素 K)和水溶性维生素(维生素 C、B 族维生素)两大类。大多数维生素在体内不能自行合成、合成较少或不能在组织中贮存,故食物中必须适时供给足量的维生素。

（1）维生素 A:维生素 A 参与视觉功能、皮肤健康、机体免疫和代谢、骨骼发育等多种生理功能,有助于身体免受自由基伤害。维生素 A 的推荐摄入量为老年男性 800μg RAE/d（RAE 是视黄醇活性当量）,老年女性 700μgRAE/d,我国老年人的平均摄入量仅为其 70%。但只要荤素搭配,较少发生严重缺乏,老年人缺乏维生素 A 可致夜盲症和皮肤粗糙等。有些人误以为维生素多多益善,于是长期服用维生素类药物,在人体不缺乏的情况下,大剂量补充维生素 A 会导致急性或慢性中毒。

维生素 A 主要来源于动物肝脏、蛋黄、全奶等。另外,黄色或橘(橙)红色蔬菜、水果中含有丰富的 β- 胡萝卜素这一天然色素,进入小肠后可在需要时转变成维生素 A,是维生素 A 最安全的来源。β- 胡萝卜素含量较高的食物有胡萝卜、柑橘、红薯、沙棘等。不宜或不能进食足量蔬果的老年人,体内易缺乏维生素 A,每周可摄入适量蛋黄或动物肝脏,严重缺乏者宜在医生指导下补充相关制剂。

（2）维生素 D:最具生物活性的维生素 D 是胆钙化醇(维生素 D_3)和麦角骨化醇(维生素 D_2),可维持钙磷代谢平衡和骨骼健康。各年龄段人群维生素 D 的平均摄入量为 8μg/d,老年人推荐摄入量为 15μg/d,若食补不足则需要药补。老年人维生素 D 缺乏可致骨质疏松症和骨质软化症,过量会致高钙血症和高钙尿症。

通过食物摄入是机体维生素 D 的主要来源,动物肝脏、蛋黄和海鱼等含量较高,植物性食物含量低。另一来源是皮肤中的 7- 脱氢胆固醇经紫外线照射转变为维生素 D_3,故老年人应增加户外活动,对于接受光照不足的老年人补钙时,应同时补充维生素 D。

（3）维生素 E:维生素 E 是重要的抗氧化剂,能保护多不饱和脂肪酸,减少老年斑的形成,与矿物质硒具有协同抗氧化、抗衰老作用。包括生育酚和三烯生育酚两类,是动物生育繁衍必不可少的物质。我国各年龄段人群的维生素 E 适宜摄入量均为 14mg α-TE/d（α-TE 为 α- 生育酚当量）。维生素 E 缺乏可加速老年人组织细胞老化、脂褐素生成、免疫力下降。但若每日过量服用维生素 E,会出现头痛、眩晕、恶心、血栓性静脉炎、肺栓塞、心衰等。

人体所需的维生素 E 可通过摄入各种食物获得,含量较丰富的植物性食物有:①各种压榨植物油,如小麦胚芽油、大豆油、油菜籽油、葵花子油、芝麻油、玉米油、橄榄油、花生油、山茶油等;②果蔬类,如猕猴桃、菠菜、卷心菜、羽衣甘蓝、莴苣、甘薯、山药、柑橘皮等;③坚果类,如杏仁、榛子和核桃等。动物性食物中的瘦肉、乳类、蛋类、鱼肝油等也含有较丰富的维生素 E。因此,只要膳食平衡,一般摄入量充足,即使是长期素食的老年人都不会缺乏。

（4）维生素 C:维生素 C 又称抗坏血酸,可增强血管壁强度,在体内参与氧化还原反应和羟化反应。它能促进铁的吸收和四氢叶酸形成以防治贫血,还能提高机体免疫力,减轻铅、汞、镉、砷等重金属对机体的毒性,预防癌症,维持巯基酶的活性,清除自由基。老年人维生素 C 的推荐摄入量为 100mg/d,缺乏可引起坏血病,表现为机体各个组织器官出血,免疫力下降。过量可引起尿草酸盐排泄量增加,促进泌尿系统结石形成。老年人维生素 C 摄入不足的风险小于摄入过多,尤其是素食的人群,一般不用刻意补充各种维生素 C 制剂。

人类自身不能合成维生素 C,主要来源于新鲜的蔬菜与水果。维生素 C 含量丰富的蔬菜有彩椒、西蓝花以及其他绿叶蔬菜;维生素 C 含量丰富的水果有酸枣、猕猴桃、柠檬、柚子、橘子、橙子、葡萄等。

(5)B 族维生素:B 族维生素是一类水溶性小分子化合物,化学结构并不相似,多以辅酶形式广泛参与人体内糖、脂肪和蛋白质的代谢过程,人体需要的 B 族维生素包括维生素 B_1、维生素 B_2、维生素 B_6、维生素 B_{12}、泛酸、叶酸、烟酸、胆碱、生物素等。B 族维生素充足有利于维持正常的代谢和良好的食欲,但人体自身无法合成,通过摄入食物获得,需求不高但必不可少,其来源广泛。B 族维生素的生理功能、平均摄入量(EAR)、推荐摄入量(RNI)或适宜摄入量(AI)、缺乏导致的疾病与主要来源等见表4-1。

表4-1　老年人 B 族维生素的生理功能、供需情况及主要来源

B 族维生素	别名	参与生理过程	EAR	RNI	缺乏导致的疾病	主要食物来源
维生素 B_1	硫胺素、抗神经炎素	能量(糖类)代谢	1.0～1.2mg/d	1.2～1.4mg/d	脚气病、神经性皮炎、韦尼克脑病	● 全谷物与豆类(稻米、小麦、玉米、糙米、黄豆、绿豆等)、种子的胚芽和各种谷物的麸皮,米糠中含量最高① ● 酵母菌、坚果、动物内脏及瘦肉等含量也较丰富
维生素 B_2	核黄素	氧化还原反应和能量代谢	1.0～1.2mg/d	1.2～1.4mg/d	口角炎、唇炎、口腔溃疡、阴囊炎	● 肝脏等动物内脏中含量最高,蛋黄、奶类、鳝鱼 ● 各种菇类、海带、胡萝卜、彩椒、南瓜、豆类、核桃、花生 ● 西红柿、柑橘或橙子、香蕉、葡萄、梨、猕猴桃、火龙果等水果

B族维生素	别名	参与生理过程	EAR	RNI	缺乏导致的疾病	主要食物来源
维生素B₆[②]	吡哆素	氨基酸、脂肪代谢	1.3mg/d	1.6mg/d	末梢神经炎、唇炎、舌炎	● 酵母粉(酵母菌)中含量最高 ● 鸡肉、鱼肉等白肉类、动物内脏 ● 全谷物与豆类 ● 水果类(香蕉、橙子等) ● 蔬菜(胡萝卜、蘑菇、蒜头等) ● 坚果类(核桃、花生、葵花子)
维生素B₁₂	氰钴胺素	核酸与红细胞生成	2.0μg/d	2.4μg/d	巨幼红细胞贫血	● 主要由某些消化道细菌合成 ● 肉类、牛奶、蛋制品、鱼类等
叶酸	维生素B₉	一碳单位来源氨基酸代谢[③]	320μg DFE/d	400μg DFE/d	巨幼红细胞贫血	● 由消化道内的微生物和植物合成 ● 各种绿叶蔬菜与常见水果、芦荟 ● 燕麦、豆类与坚果 ● 动物肝脏
泛酸	维生素B₅	糖、脂肪和蛋白质转变为能量	AI：5.0mg/d		营养不良相关性疾病	● 蜂王浆、酵母、小麦、花生、米糠、豌豆、蛋、动物肝脏
烟酸	维生素B₃、尼克酸	生物氧化还原反应	8～11mg NE/d	10～14mg NE/d	癞皮病	● 动物肝脏、肉类、酵母、花生、豆类、谷类、茶叶和咖啡
生物素	维生素B₇、维生素H	脂肪酸合成和糖异生	AI：40μg/d		少见	● 动物肝脏、酵母、鸡蛋 ● 花生、豆类、燕麦、玉米、马铃薯、甜菜和葡萄

B族维生素	别名	参与生理过程	EAR	RNI	缺乏导致的疾病	主要食物来源
胆碱	乙酰胆碱前体	甲基供体合成与代谢	AI：400～500mg/d		肝脏脂肪变性	● 蛋黄、鱼肉、动物肝脏、海产品、鸡胸肉、瘦肉、虾、牛奶 ● 豆类、花生、西蓝花、莴苣

注：①维生素B$_1$多存在于麸皮及胚芽中，米面等谷物若碾磨过于精白和过分淘洗、蒸煮中加碱，均可造成维生素B$_1$的大量丢失。全谷物（whole grains，WG）是指未经精细化加工或虽经碾磨（粉碎或压片等）处理仍保留了完整谷粒所具备的胚乳、胚芽、谷皮和糊粉层组分的谷物。

②维生素B$_6$由细菌、真菌和植物合成，但动物性食物中所含维生素B$_6$生物利用度较高。

③一碳单位来源氨基酸包括丝氨酸、组氨酸、甘氨酸和色氨酸。

6. 矿物质需要量、供需失衡与主要来源　组成人体组织的元素有氧、碳、氢、氮、钙、磷、钾、硫、钠、氯、镁等，其中钾、钠、钙、镁、铁、碘、锌、硒等元素人体不能合成，必须由膳食摄入，这种营养素称为矿物质或无机盐。人体对它们的用量不大但生理作用不可替代，缺乏就会出现相应的症状。矿物质分为常量元素和微量元素两大类。

（1）常量元素：常量元素是在人体内的含量大于0.01%体重的矿物质，其每日需要量在100mg以上，包括钾、钠、钙、镁、硫、磷、氯等。老年人6种常量元素的主要生理作用、平均摄入量（EAR）、推荐摄入量（RNI）、适宜摄入量（AI）及供需失衡、主要来源见表4-2。

表4-2　老年人常量元素的生理功能、供需情况及主要来源

常量元素	主要生理作用	EAR/（mg·d）	RNI/（mg·d）	供需失衡	主要食物来源
钙	构成骨骼和牙齿，维持神经肌肉兴奋性，参与调节和维持细胞功能、体液与酸碱平衡，参与血液凝固、激素分泌	800	1 000	长期缺钙可致骨质疏松，长期摄入过量增加患肾结石的风险	● 奶及奶制品、蛋黄 ● 豆类及豆制品 ● 谷物与坚果 ● 菌菇类 ● 海产品、肉类
磷	参与物质代谢，维持机体酸碱平衡	560～590	670～700	正常饮食可足量摄取磷	● 广泛存在于自然界
镁	调节细胞钾、钠分布，维持骨骼生长和神经肌肉兴奋性	260～270	310～320	镁缺乏可出现肌肉抽搐或无力，以及各种心血管疾病、糖尿病等	● 坚果、大豆 ● 绿色蔬菜

常量元素	主要生理作用	EAR/(mg·d) RNI/(mg·d)		供需失衡	主要食物来源
钾	参与糖、蛋白质的代谢，维持正常渗透压和酸碱平衡、神经肌肉兴奋性等	AI: 2 000		钾缺乏可引起神经肌肉、心血管、中枢神经等功能性或病理性改变	● 蔬菜、水果 ● 谷物 ● 肉类
钠	调节细胞外液的容量与渗透压，维持酸碱平衡及神经肌肉兴奋性	AI: 1 300~1 400		摄钠过多是高血压原因之一	● 食盐、味精(谷氨酸钠)、小苏打(碳酸氢钠)、酱油
氯	调节细胞外液的容量与渗透压，维持酸碱平衡，参与血液CO_2运输	AI: 2 000~2 200		氯缺乏可致乏力、头晕、胃肠道症状、少尿等	● 食盐

（2）微量元素：微量元素是在人体内的含量小于0.01%体重的矿物质。分为三类：第一类是人体必需的微量元素，有铁、碘、锌、硒、铜、钼、铬、钴8种；第二类是人体可能必需的微量元素，有锰、硅、镍、硼、钒5种；第三类是具有潜在毒性，但在低剂量时对人体可能有某种药用价值的微量元素，包括氟、铅、镉、汞、砷、铝、锂、锡8种。老年人7种必需微量元素的主要生理作用、平均摄入量（EAR）、推荐摄入量（RNI）或适宜摄入量（AI）、供需失衡、主要来源见表4-3。

表4-3 老年人必需微量元素的生理功能、供需情况及主要来源

微量元素	主要生理作用	EAR	RNI	供需失衡	主要食物来源
铁	是体内血红素和铁硫基团的成分与原料，参与体内氧的运送和组织呼吸过程，维持正常的造血功能	9mg/d	12mg/d	铁缺乏致缺铁性贫血；过量可导致腹泻等胃肠道不良反应	● 动物肝脏与全血、瘦肉、蛋黄 ● 红枣、黑木耳、菠菜
碘	合成甲状腺激素的成分	AI: 120μg/d		碘摄入不足可致甲状腺功能低下等碘缺乏病；长期过量摄入可致高碘性甲状腺肿	● 海产品：海带、紫菜、鲜带鱼、干贝、淡菜、海参、海蜇等

微量元素	主要生理作用	EAR	RNI	供需失衡	主要食物来源
锌	参与体内多种酶的组成,能保护味觉、改善消化功能,对促进生长发育和提升智力、注意力及免疫力不可或缺	AI:男12.5mg/d,女7.5mg/d		锌缺乏可引起味觉障碍、生长发育不良、皮肤损害和免疫功能损伤等	● 牡蛎、牛肝、瘦牛肉、羊肉、螃蟹 ● 小麦胚芽、瓜子、花生等
硒	以含硒氨基酸掺入谷胱甘肽过氧化物酶等蛋白肽链的一级结构,参与机体的抗氧化	AI:60μg/d		硒缺乏是克山病(地方性心肌病)发病的主要危险因素	● 鹅蛋等蛋类 ● 海产品、猪肉、动物肝肾 ● 紫薯、坚果、蘑菇、豆类
铜	参与铜蛋白和多种酶的构成,促进肠道对铁的吸收,在血红蛋白形成中是铁的"助手"	AI:0.8mg/d		铜缺乏可发生小细胞低色素性贫血	● 动物内脏、牡蛎、鱼类、虾、瘦肉 ● 豆类、芝麻、菇类、花生及果仁等
钼	是黄嘌呤氧化酶/脱氢酶、醛氧化酶和亚硫酸盐氧化酶的组成成分	85μg/d	100μg/d	正常膳食的老年人不易发生钼缺乏	● 动物内脏、肉类、蛋、奶类 ● 豆类、深绿色叶菜、粗粮
铬	三价铬是葡萄糖耐量因子的重要构成成分、胰岛素及某些酶的激活剂	AI:30μg/d		糖、脂代谢紊乱:糖尿病、心脑血管疾病	● 动物肝脏、肉类、全谷类食物

在"合理膳食、适度运动、戒烟限酒、心态平衡"这四大健康基石中,"合理膳食"是基础。不科学的饮食等不良生活方式可导致营养不良及营养过剩,我国是全世界营养不良人口最多的国家之一,而营养过剩则造成大量的肥胖及血脂异常、高血压、糖尿病等老年人慢性疾病,且有明显的年轻化趋势。荤素搭配、营养全面、科学烹饪、清淡饮食、少食多餐等良好的饮食习惯对于老年人来说意义非凡。

(二)老年人营养的影响因素

随着年龄增加,老年人各种器官功能均可出现不同程度的渐进性衰退;空巢、寡居或身处高楼等心理社会因素也可导致老年人生活方式单调枯燥、活动不便、情绪低落,易出现食欲减退与偏食、饮食品种单一等,导致全身营养不良或部分营养素缺乏,还易致肥胖及各种慢性疾病高发。其中生理因素是影响老年人营养供给的主要因素。

1. 消化吸收能力下降　老年人多数牙齿缺损，消化液分泌减少、胃肠道蠕动减弱，易致食欲减退，造成食物摄入量不足和某些营养素缺乏。

2. 各种感官反应迟钝　老年人视觉、听觉、嗅觉及味觉等感官反应迟钝，常无法及时、真实地反映身体对食物及水的需求，加重食欲减退。

吞咽障碍是老年人进食的最大"隐形杀手"，不但导致老年人营养不良，还可引发吸入性肺炎甚至窒息，直接导致死亡等严重后果。

3. 运动认知功能退化　老年人常发生肌肉萎缩、瘦体组织量减少、体脂量增加，缺钙导致骨量丢失、骨质疏松，膝关节及髋关节退行性疾病，神经系统退行性病变等。以上改变导致老年人身体活动能力减弱，认知功能减退，对能量、营养素的需求改变。

4. 慢性疾病多病共存　老年人既容易发生营养不良、肌肉衰减、骨质疏松等与营养失衡和代谢紊乱相关的疾病，又是心脑血管疾病、糖尿病、痛风、癌症等慢性病的高发人群。很多老年人常年患有多种慢性疾病，长期服用药物，极易导致食欲下降，影响营养素摄入与吸收，加重营养不良或营养失衡。

生理、心理及社会因素均能增加老年人营养缺乏和慢性非传染性疾病风险。近年来，老年营养领域不断研究、开发了各种新理念、新成果和新技术，帮助社区、养老机构及住院老年人更好地适应身体功能的改变，努力做到合理膳食、均衡营养，延缓或减少营养相关疾病的发生发展，延长健康期望寿命，促进健康老龄化和成功老龄化。

二、老年人营养保健的原则

中国营养学会制定的《中国居民膳食指南（2022）》中，一般人群的膳食指南是：食物多样，谷类为主；吃动平衡，健康体重；多吃蔬菜、奶类、大豆；适量吃鱼、禽、蛋、瘦肉；少盐少油，控糖限酒；杜绝浪费，兴新食尚。

在一般人群指南的基础上，根据老年人的生理特点、健康状况与营养需求，营养学会对65岁以上的老年人膳食原则进行了必要的补充说明和指导。

（一）少量多餐细软，预防营养失衡

老年人的食物应做到品种多样、荤素搭配、制作细软、少量多餐，预防营养缺乏或过量。

1. 少食多餐　老年人膳食应注意合理搭配、精准营养。对于高龄老年人、身体虚弱或体重明显下降的老年人，特别要注意少量多餐，三餐外可增加2～3次甜点（即三餐两点制或三餐三点制），定时定量用餐，保证充足的食物种类和总量。

2. 食物细软　对于有吞咽障碍和80岁以上的老年人，可选择面条、馄饨、软饭或稠粥等软食，改进烹饪方法，煮烂煮透，并控制进食速度，预防呛咳和误咽。

3. 营养补足　老年人因机体功能减退及食物摄入不足等原因，常出现某些矿物质和维生素的缺乏，引发钙、铁及多种维生素缺乏以及体重过低等营养相关问题。这些老年

人可遵从营养师或医生的建议，在日常膳食中选择适合自己的保健食品、营养强化食品或营养素补充剂来弥补食物摄入的不足。

4. 戒酒限茶　老年人饮酒和浓茶不利于健康。酒精可损害肝功能及心血管系统，并与多种恶性肿瘤及痛风相关；茶叶中的鞣酸可影响铁的吸收，过量可导致或加重便秘。

（二）主动足量饮水，积极户外活动

1. 足量饮水　老年人需养成少量多次饮水和主动饮水的习惯，可在清晨喝一小杯温开水，睡前 1 ~ 2h 喝一小杯水，运动前后喝水若干，不应在感到口渴时才喝水。

2. 户外活动　紫外线直接照射皮肤可促进体内维生素 D_3 的合成，延缓骨质疏松的进程。老年人的运动量应根据体能和健康状况随时调整。一般每天户外锻炼 1 ~ 2 次，每次 30 ~ 60min，轻微出汗为最佳运动强度，也可每天活动折合步行 6 000 步。老年人运动应以慢走、太极拳等轻度的有氧运动为主；身体素质较好的老年人，可适当提高运动强度，如快走、广场舞、运动不剧烈的球类等。总之，老年人运动应循序渐进，量力而行，强度不过大，持续不过久，运动宜多次，前后有准备和整理活动。

（三）延缓肌肉衰减，维持适宜体重

1. 延缓衰减　骨骼肌是身体活动的主要组织，其强壮程度直接影响机体的活动能力。延缓老年人肌肉衰减的有效方法是饮食与运动相结合，即增加摄入优质蛋白质的同时，进行适度的有氧运动及抗阻运动。

2. 适宜体重　老年人体重宜维持在略高于正常成年人的水平，不苛求减重，"千金难买老来瘦"的传统观念应纠正，消瘦与过度肥胖均不利于健康。

老年人宜经常监测体重，若没有采取主动减重措施，与自身最近的正常体重相比，体重在一个月内降低 5% 以上，或 6 个月内降低 10% 以上，均须引起高度警惕，进行必要的体格检查与咨询。

（四）摄入充足食物，鼓励陪伴进餐

1. 摄食充足　老年人每天至少摄入 12 种食物为宜。通过改善食物的色、香、味等增加食欲和进食量，饭菜应少盐、少油、少糖、少辛辣、温度适宜。

2. 陪伴进餐　老年人应积极参与家庭及社会活动，主动与家人朋友一起进餐或活动。社会和家人应加倍关爱失能或半失能老年人，多多陪伴交流、适度协助，注意饮食和体重变化，及时发现和预防营养相关疾病的发生和发展，维持或促进老年人身心与社会健康。

第二节　老年人营养保健的方法

一、老年人健康膳食的方法

（一）老年人膳食指导原则

1. 食物多样、搭配合理，符合平衡膳食要求。

2. 能量供给与机体需要相适应,吃动平衡,维持健康体重。

3. 保证优质蛋白质、矿物质、维生素的供给。

4. 烹制食物适合老年人咀嚼、吞咽和消化。

5. 饮食清淡,注意食品卫生。

6. 食物摄入无法满足需要时,合理进行营养素补充。

（二）老年人食物选择要领

1. 谷类为主,粗细搭配,适量摄入全谷物食品　保证粮谷类和薯类食物的摄入量。根据身体活动水平不同,每日摄入谷类男性 250～300g,女性 200～250g,其中全谷物食品(食品原料中,全谷物不低于食品总重量 51% 的食品)或粗粮摄入量每日 50～100g,粗细搭配。

2. 常吃鱼、禽、蛋和瘦肉类,保证优质蛋白质供应　平均每日摄入鱼虾及禽肉类食物 50～100g,蛋类 25～50g,瘦畜肉 40～50g。保证优质蛋白质占膳食总蛋白质供应量 50% 及以上,其所含必需氨基酸种类齐全、数量充足、比例适当,对维持老年人健康必不可少。优质蛋白质包括动物性蛋白质和植物性蛋白质(大豆),动物性蛋白质中鱼肉质量最优,白肉(鸡、鸭、鹅等家禽)较红肉(猪、羊、牛等家畜)优质。

3. 适量摄入奶类、大豆及其制品　每日摄入 250～300g 鲜牛奶或相当量的奶制品。同时每日应摄入 30～50g 的大豆或相当量的豆制品。

4. 摄入足量蔬菜、水果,多吃深色蔬菜　保证每日摄入足量的新鲜蔬菜和水果,种类多样,多吃深色蔬菜以及十字花科蔬菜(如白菜、甘蓝、芥菜等)。每日蔬菜推荐摄入量为 300～400g,其中深色蔬菜占一半。每日水果推荐摄入量为 100～200g,香蕉、西瓜、水蜜桃、木瓜、芒果、猕猴桃等质软汁多的水果比较适合老年人,苹果、梨等质略硬的水果可榨成鲜果汁饮用。

5. 饮食清淡,少油、限盐　饮食宜清淡,平均每日烹调油食用量控制在 20～25g,尽量使用多种植物油(如玉米油、葵花子油、橄榄油、花生油等)或调和油,减少动物脂肪(饱和脂肪酸)、反式脂肪酸和胆固醇的摄入量。多用煮、蒸、炖、烩、焖、炒等烹饪方式,有利于减少食物营养成分的丢失。减少或避免腌制、油炸、烟熏、烧烤等烹饪方式及辛辣调味品,防止致癌物质等有害成分的摄入,保护老年人脆弱的消化系统和心血管系统。

每日食盐摄入量不超过 5.0g,还应少用味精和酱油。可以多选用本身就有较浓厚味道的蔬菜,如香菜、香菇、洋葱等,也可用白醋等调味。烹饪时宜用当归、肉桂、五香八角或枸杞、红枣等中药材取代盐或酱油,调味的同时也增加某些重要营养素的摄入,甚至还有调理身心的作用。

老年人还应控制甜点糕饼类等高脂肪、高碳水化合物的零食,尤其是入睡前 3h 宜避免进食,以有效控制体重和血脂、血糖水平,延缓动脉粥样硬化进程。

6. 主动饮水,以白开水为主　水分对维持人体各项功能非常重要,人体水分含量减少会影响细胞的生存环境,减慢体内有害代谢产物的排泄,老年人身体对缺水的耐受性下降。高龄者体内的水分需求相对降低,唾液分泌量减少,难以养成勤喝水的习惯。故应鼓励、督促老年人主动、少量多次饮水,以维持机体的正常需求,饮水量随着年龄的增长可略减少。每天水分推荐总摄入量(包括食物含水量)为2.7~3.0L,推荐饮水量1.5~1.7L,以温热的白开水为主。具体饮水量应该根据个人状况调整,在高温天气或进行中等以上身体活动时,应适当增加饮水量。

7. 若饮酒,应限量 酒精对人有害无益。每日饮酒的酒精含量,男性不超过25g,女性不超过15g。患肝病、肿瘤、心脑血管疾病等老年人不宜饮酒,疾病治疗期间尤其不应饮酒。随着对酒精危害性认知的加深,"戒烟限酒"的原则有逐步被"戒烟戒酒"取代的趋势,老年人更应严格限制酒精摄入。

8. 食物细软,少量多餐,保证充足食物摄入 食物应细软,切碎煮烂。老年人不宜进食过硬、大块、过脆、骨/刺多的食物。通过烹调和加工改变食物的质地和性状,易于咀嚼吞咽。近年来,榨汁机和破壁机等厨房用品的广泛使用,使老年人也能和婴儿一样享用营养全面和进食安全的糊状食物。

9. 陪伴进餐,饭菜新鲜卫生 营造温馨愉快的进餐环境和氛围,老年人适当参与食物的准备与烹饪,通过变换烹饪方法和食物的花色品种,烹制自己喜爱的食物,享受家人陪伴的幸福时光。养老院的老年人应集中用餐。孤寡或独居老年人宜多结交朋友,或去集体用餐地点用餐,增进交流,促进食欲。对于生活自理有困难的老年人,家人应多陪伴,采用辅助用餐、送餐上门等方法,保证充足的营养摄入。饭菜应新鲜,避免食用过期变质食品或采用不够新鲜的食材制作食品,尤其是蔬菜和水果,久置后不但容易变质,还会损失大量的维生素C等营养物质。另外,做好的食物放置越久,亚硝酸盐含量越高,故蔬菜等食物宜现做现吃。

10. 合理补充营养,预防营养不足 膳食摄入不足时,合理使用营养补充剂。对于存在营养不良或营养风险的老年人,在临床营养师或医生指导下,选用合适的特殊医学用途配方食品,必要时可酌情选用增加某些维生素或微量元素的营养补充剂,以预防相应营养素缺乏或降低部分慢性退行性疾病的危险性。

 知识拓展

老年人平衡膳食"十个拳头"原则

老年人每日的食物摄取总量约"十个拳头":1个拳头大小的肉类(鱼肉、禽肉、蛋类、畜肉),2个拳头大小的谷物(各种主食,包括粗粮、杂豆和薯类),2个拳头大小的奶与豆制品,5个拳头大小的蔬菜水果。

(三)老年人营养干预措施

做好老年人营养支持工作的前提是开展老年人营养不良的筛查、营养风险的评估,在此基础上有针对性地开展合理膳食理念指导与行为干预,可帮助老年人提高营养保健意识,改变不良饮食习惯,从而改善老年人的营养与健康状况,并提高老年人的生活质量。

1. 社区老年人营养干预　社区老年人的饮食营养干预是基层医护人员的重点工作之一,广泛宣教饮食营养知识是改变社区居民不良饮食习惯的前提。

（1）营养知识主动干预:"知－信－行"模式是认知理论在健康教育中的应用,是知识、信念（态度）、行为的简称。对于社区老年人的饮食营养干预,营养保健知识和信息是建立积极、正确的信念与态度,进而成为改变他们饮食营养相关行为的认知基础;而信念和态度则是行为改变的内部动力。在实际社会生活中,人们常常遇到的情况是"知而不信,信而不行",这是营养保健工作中经常遇到的难题及存在的困惑。

社区膳食保健宣教工作任重道远,需要健康和营养工作者坚持不懈地对社区居民（尤其是老年人）开展多种途径的健康宣教。健康宣教语言须避免枯燥生硬的医用术语,尽量深入浅出、通俗易懂,多宣传本社区居民中改变明显的案例,可结合其文化水平、工作经验等采用恰当的比喻与类比,用最简单生动、幽默风趣的语言帮助老年人懂得营养保健知识。健康教育切忌长篇大论的文字宣教,在语言教育的基础上结合图片、动画、视频等生动形象的多元宣教方式,会使健康教育效果更好。

"尊其师,信其道",在和谐的健康监测与健康教育过程中,医护人员与社区老年人较易建立互尊、互信、互助的医患关系,使老年人笃信医护人员传递的健康知识成为可能,并因此而改变不良饮食习惯,提升社区老年人的营养和健康状况。

（2）营养供给被动干预:对于社区的失能或空巢老年人,目前不少社区已经采用新鲜优质、营养全面的粮食和蔬菜为原料,为老年人提供质优价廉的营养餐,以送餐上门方式进行被动营养干预。此类被动干预与主动的营养知识教育相结合,可以明显增加营养干预的受众,达到精准化、广覆盖、高效果的营养干预目标。

2. 养老机构老年人营养干预　加强养老机构综合管理,提高供餐部门人员的营养学素养和工作责任心,在确保入住老年人饮食卫生的前提下,做到饮食多样化、荤素搭配、营养全面,重点预防老年人营养不良或某些营养素缺乏等常见的营养问题,必要时给予医学干预。

3. 住院老年病人营养干预　医院各科住院老年病人的具体营养需求和营养问题均不同,由医护人员和医院营养科、家属共同进行综合评价与营养干预。

二、老年人常见饮食营养相关问题的营养保健

与增龄相关的老年人常见饮食营养相关问题有许多,肌少症和原发性骨质疏松症见于多数高龄少动老年人,吞咽障碍可见于多数脑卒中有后遗症状者,高血压、高血脂、糖尿病等是最常见的营养与活动相关疾病。

（一）肌肉衰减综合征老年人的营养保健

肌少症又称肌肉减少症、少肌症，是一种随年龄增加，以骨骼肌质量下降，骨骼肌力量和功能减退为特征的综合性退行性病征。超过 80 岁的高龄老年人患病率接近半数，"健康"老年人也不同程度存在。

1. 主要病因　营养摄入不足和吸收障碍是肌少症的主要原因，活动减少、性激素水平改变及其他内分泌异常、神经退行性疾病等也是常见原因。

2. 临床表现及危害　肌力减退和肌肉质量下降是肌少症老年人主要表现，在不同肢体、不同负荷时均存在肌力减退，肌纤维数量减少和肌细胞体积缩小是肌力减退的病理基础。肌少症可加剧骨质疏松和关节炎发生发展，导致老年人跌倒风险增加，抗病能力减退，疾病恢复困难；少动与糖尿病、心血管疾病等发病高度相关，间接增加老年人的全因死亡率和致残率。

3. 营养保健　肌肉衰减综合征研究表明，动物性食物、血清维生素 D 水平、蛋白质总摄入量与老年人群握力、肌肉量呈正相关，动物肉类膳食模式与肌肉衰减综合征患病率呈负相关。

中国营养学会老年营养分会关于肌少症提出 6 大共识，强调优质动物蛋白、多不饱和脂肪酸、维生素 D 及抗氧化营养素等对防治肌少症的重要性。

（1）优质蛋白助预防：食物蛋白质能促进肌肉蛋白质的合成，有助于预防肌肉衰减综合征。老年人蛋白质的推荐摄入量应维持在 1.0 ～ 1.5g/(kg•d)，肉、蛋、奶等优质蛋白质比例最好能达到 50%，并均衡分配到一日三餐中。富含亮氨酸等支链氨基酸的优质动物蛋白质（牛奶、鸡胸肉、瘦牛肉、深海鱼等），更有益于预防肌肉衰减综合征，其中牛奶中提取的乳清蛋白是肌少症老年人的最佳蛋白源。

（2）必需脂肪酸宜多食：对于肌肉量丢失和肌肉功能减弱的老年人，在控制总脂肪摄入量的前提下，应增加富含 α- 亚麻酸、EPA、DHA 等 ω-3 多不饱和脂肪酸的食物摄入，如金枪鱼、野生鳕鱼、野生鲑鱼（俗称三文鱼）、鲱鱼等深海鱼，尤以鱼油和内脏中 ω-3 多不饱和脂肪酸含量最高。推荐 EPA + DHA 摄入量 0.25 ～ 2.00g/d。

（3）维生素 D 要监测：肌肉衰减综合征老年人体内维生素 D 的水平应监测，当老年人血清 25-(OH)-D$_3$ 低于正常值范围时应予补充，补充剂量为 15 ～ 20μg/d(600 ～ 800IU/d)；维生素 D$_2$ 与维生素 D$_3$ 可以替换使用。适当增加动物肝脏和蛋黄、海鱼等维生素 D 含量较高食物的摄入，多参加户外运动，均有助于提高老年人血清维生素 D 水平，预防肌肉衰减综合征。

（4）蔬果豆类抗氧化：鼓励增加深色蔬菜、水果和豆类等富含抗氧化营养素食物的摄入，以减少肌肉有关的氧化应激损伤。适当补充含多种抗氧化营养素（维生素 C、维生素 E、类胡萝卜素、硒）的膳食补充剂。

（5）营养制剂可酌补：口服营养补充剂如亮氨酸代谢产物 HMB 和肌酸等，有助预防虚弱老年人的肌肉衰减和改善肌肉衰减综合征患者的肌肉量、强度和身体组分。

（6）抗阻运动增肌力：抗阻运动能有效改善肌肉力量和身体功能，适合老年人的抗阻运动有坐位或站立抬腿、静力靠墙蹲、举哑铃、拉弹力带等，同时补充必需氨基酸或优质蛋白效果更好。对于肌肉衰减综合征老年人需要较多的运动量，尽量减少静坐/卧，增加日常身体活动量。

（二）吞咽障碍老年人的饮食保健

吞咽障碍是老年人最常见的饮食相关问题之一，与肌肉无力、感觉减退等多种生理衰老有关，尤其是卒中后吞咽障碍发生率更高。

1. 临床表现　口水或食物从口中流出、长时间将食物停留在口腔内不吞咽是老年人吞咽障碍最常见的表现，食物或水从鼻腔流出、食物粘在口腔或喉部、进食或喝水时出现呛咳是最危险的情况，进食后声音嘶哑须提高警惕。

2. 并发症　误吸和肺炎是老年人吞咽障碍最常见的并发症，营养不良是长期吞咽障碍未干预导致的后果，难以自控地流口水可导致老年人自卑等负性情绪。

（1）误吸：是吞咽障碍最常见、最危险而需要紧急处理的并发症。食物残渣、口腔分泌物等误吸至气管和肺引起反复肺部混合性感染，严重者甚至出现窒息而危及生命。误吸老年人可出现刺激性呛咳、气急等，但多数误吸者没有呛咳等症状，称为隐性误吸，易漏诊。

（2）肺炎：老年人吸入带有病原体的口咽部分泌物或经过口咽部的食物所含细菌吸入肺内繁殖均可致肺部混合性感染。

（3）营养不良：指营养不足和消瘦。伴有吞咽障碍的老年人会减少经口进食量导致脱水、电解质紊乱及营养不良，增加老年人病死率。

（4）心理与社会交往障碍：因难以自控地流口水等原因，患者容易产生自卑、抑郁、社交隔离等心理倾向。

3. 饮食预防　吞咽障碍的老年人，除了进行必要的吞咽功能训练、有效咳嗽训练、心理疏导等干预措施，正确的喂食（进食）技巧是预防误吸和肺炎等并发症的关键。

（1）喂食技巧：吞咽障碍老年人最安全的进食姿势为支撑后背的前倾坐位，颈部略前伸利于吞咽。难以坐起进食的卧床老年人，可将床头抬高30°～40°，并垫高偏瘫侧，健侧喂入可防误吸，每次喂入1/3汤匙，放入食物后用汤匙轻压老年人舌部可刺激吞咽反射。耐心等待老年人细细咀嚼并咽下全部食物后再喂下一汤匙食物，固体食物和汤应交替喂入。适度糊状食物利于吞咽，老年人应避免进食糯米年糕等过黏的小块状食物，汤圆、果冻、糖块等过于滑溜的食物也会增加老年人误吸风险。若遇咳嗽或进食后声音改变者应停止喂食，进食后保持坐位、半坐卧位或右侧卧位至少半小时，同时密切观察，有助于预防误吸。

（2）喂水技巧：饮水宜少量多次。老年人取坐位，头部保持水平，水杯紧扣下唇，将水沿下唇缓慢倒入，必要时用汤匙从健侧喂入。吞咽障碍者不宜用吸管吸水，以免呛咳或误吸。

一旦发生误吸所致喉头或气管异物,应立即采取鼓励老年人咳嗽、帮助拍打背部和海姆立克手法等急救措施。

(三)原发性骨质疏松症的营养保健

骨质疏松症(osteoporosis,OP)是最常见的骨骼疾病,是一种以骨量低,骨组织微结构损坏,导致骨脆性增加,易发生骨折为特征的全身性骨病。多见于绝经后女性和老年男性。

骨质疏松的预防应从儿童及青少年开始,富含钙质的饮食和有规律的体力活动有利于骨骼健康。老年人必要时应遵医嘱服用骨骼健康基本补充剂。

1. 均衡饮食　增加饮食中钙及优质蛋白质的摄入,推荐蛋白质摄入量为0.8~1.0g/(kg·d);钙质的摄入对于预防骨质疏松症具有不可替代的作用,50岁及以上人群每日钙推荐摄入量为1 000~1 200mg。每日摄入适量牛奶和鸡蛋,能有效补充蛋白质和钙。采用低盐饮食、戒烟限酒,避免摄入咖啡因、碳酸饮料、可可粉和各种茶饮等高磷饮料,均有利于预防骨质疏松症。

2. 适量运动　人在运动中肌肉的活动会不停地刺激骨组织,增加骨密度,使骨骼更强壮。运动还有助于增强机体的反应性,改善平衡功能,减少老年人跌倒风险。适合骨质疏松症老年人的负重运动及抗阻运动与肌少症相同。

3. 增加日照　经常接受阳光照射对维生素D的生成及钙质吸收有重要作用,最好平均每天至少日光照射20~30min,一般在10:00—16:00,尽可能多地暴露皮肤于阳光下(不涂抹防晒霜),每周至少两次也能基本达到促进体内维生素D合成的要求。若在阳台接受日照,必须打开玻璃窗,因紫外线无法透过普通玻璃。夏天需注意避免强烈阳光照射,以防灼伤皮肤或其他严重后果。

4. 基本补充剂　饮食不当或日照不足导致钙及维生素D缺乏时,可补充适量钙剂和维生素D(如阿法骨化醇等),但高钙血症和高钙尿症老年人应避免使用钙剂。

(四)常见慢性疾病老年人的家庭营养保健

老年人群中,高血压、高血脂、糖尿病、癌症等慢性疾病的发病率逐年递增并呈年轻化趋势,各种原因导致的脑功能退化也日益增多。低盐、低脂肪、低胆固醇、低热量、低糖、高维生素、高纤维素等饮食要求适合于老年人,"三高"老年人更需严格控制食盐、碳水化合物和动物脂肪、胆固醇、反式脂肪酸等摄入。老年人饮食宜清淡,定量称重勺、定量控油瓶等厨房用品宜在社区居民中逐步推广使用。

老年人宜多进食深海鱼、亚麻子油等多不饱和脂肪酸含量丰富的食物及全谷物食品,有效预防心脑血管疾病,多进食青菜、包心菜、甘蓝等十字花科植物及其他富含抗自由基的有色蔬菜,可延缓衰老、保护脑功能、预防各种癌症。

三、老年人的四季饮食养生

养生一词,最早见于《庄子》内篇。所谓生,就是生命、生存、生长之意;所谓养,即保养、调养、补养之意。养生就是根据生命的发展规律，达到保养身体、健康精神、增进智慧、延年益寿的方法。四季养生就是顺应自然界一年中春、夏、秋、冬四季气候阴阳变化的规律和特点，通过相应的调养护理方法，达到健康长寿的目的，包括起居养生、运动养生、精神养生、饮食养生等，其中饮食养生是最基础的保健方法。《黄帝内经》中有"五谷为养、五果为助、五畜为益、五菜为充"的记载，四季均衡饮食对预防各种疾病具有不可替代的作用，老年人尤甚。

（一）春季饮食养生

"一年之计在于春"，春天是新陈代谢最为活跃的时期，故老年人应适当调节饮食，补益身体，为全年打下扎实的健康基础。

1. 补充能量及蛋白质　早春气温较低，人体需要消耗较多能量以维持自身热量及新陈代谢，故热量摄入宜适当增加。早春的寒冷刺激使人体蛋白质分解速度加快，宜多补充优质蛋白质。

2. 摄取足够的无机盐和维生素　春天是由寒转暖的季节，细菌和病毒等微生物的活力开始加强，常易侵犯人体。对于体质较弱的老年人，每日应摄取一定量新鲜的、富含 B 族维生素、维生素 C 的蔬菜和水果以增强身体的抵抗力。

3. 饮食宜清淡、忌油腻生冷及刺激性食物　春季老年人应少吃肥肉等高脂肪饮食。食物不宜过寒，对于胃寒的老年人可适当食姜以驱寒暖胃，但不宜多食大辛大热之食。

4. 消脂排毒、强身健体　通过合理的饮食消脂排毒，如苹果、樱桃、草莓等排毒作用强；海带、绿豆对排毒也有很大的促进作用。老年人春季还应多饮水以降低血液黏稠度。

5. 适时日晒补钙　多数老年人存在骨质疏松等状况，春季老年人宜增加有效日照，促进体内钙质吸收，平时宜多进食奶类、虾皮等含钙高或能促进钙质吸收的食物。

（二）夏季饮食养生

夏季气温高，人体的胃肠功能受到暑热刺激易致食欲减退。特别是老年人的自身抵抗力较差，更应注意饮食养生。

1. 酌减动物脂肪　老年人摄入过多动物脂肪易致高胆固醇血症和高甘油三酯血症，不利于心脑血管疾病的防治。夏季食物以消暑、化湿、清淡且易消化为主。

2. 少进过甜食品　老年人若过多地摄入甜品，易引起食欲减退、消化不良、肠胀气等现象，同时还可增高老年人的体重和血脂，增加心脏负担。

3. 慎食生冷食物　老年人脾胃功能减退，如食用生冷食物，会损伤脾胃，严重者可出现胃肠痉挛等不良反应，故应避免冷饮等过冷的食物。

4. 注意饮食卫生　夏季气温高、湿度大，是各种消化道传染性疾病的多发季节。夏季老年人可选择新鲜的瓜果蔬菜，但必须洗净。此外，食物要注意保鲜，过期或出现异味的食物不可食用，尽量现做现吃。

5. 摄入充足水分　由于夏季气温高、出汗多、新陈代谢快,老年人应多饮水以满足生理需要。

(三)秋季饮食养生

秋季是承上启下的过渡期,只有做好秋季饮食保健,才能更健康地度过严寒的冬季。

1. 补充蛋白质　秋季老年人应补充足量的蛋白质,尤其是鱼肉、黄豆、核桃等优质蛋白质,消化利用率均较高。

2. 少进油腻食　老年人应尽量少食脂肪含量高的食物,以摄入植物油脂为主,尽量少吃或不吃过于油腻的食物,尤应避免动物性脂肪和油炸、烧烤等食物。

3. 多食纤维素　老年人秋天可多食富含膳食纤维的食物,以吸附体内油脂、保持大便通畅。

4. 饮食不过精　老年人可尽量多食富含 B 族维生素等营养素的粗粮及全谷物食品,以促进老年人的食欲和消化,同时也可防治便秘。

5. 不可贪冷凉　老年人在秋季不可贪凉喜冷,但也不可过多地选择热性食物。秋季大量瓜果上市,适当进食水果有益身体健康,但也应注意"秋瓜坏肚",不宜过多食用瓜果。

(四)冬季饮食养生

冬季气候寒冷,人体受其影响,机体生理功能和食欲等均会发生变化。合理调整饮食,保证人体必需营养素的摄入,对提高老年人的耐寒能力和免疫功能十分重要。

1. 冬季饮食原则

(1)保证热能量:冬天寒冷的气候影响老年人的内分泌系统,使甲状腺素、肾上腺素等分泌增加,从而促进和加速蛋白质、脂肪、碳水化合物三大类产能营养素的分解,以增加机体的御寒能力。因此,老年人冬天营养应以增加热能为主,可适当多摄入一些富含碳水化合物和脂肪的食物。对于老年人来说,脂肪摄入量不能过多,以免诱发老年人的其他疾病。但应摄入充足的蛋白质,尤其是优质蛋白质,不仅便于人体消化吸收,而且富含必需氨基酸,营养价值较高,可增加人体的耐寒和抗病能力。

(2)补充维生素:冬天是蔬菜的淡季,我国北方尤为明显,易出现人体维生素不足,以维生素 C 缺乏最严重,可导致老年人口腔溃疡、牙龈肿痛、出血、大便秘结等症状。可扩大蔬菜来源,可适当进食甘薯、马铃薯、山药等薯类食物及大白菜、白萝卜、胡萝卜、黄豆芽、绿豆芽、油菜等,这些蔬菜中维生素含量均较丰富。

(3)补足矿物质:寒冷的冬季可影响老年人的代谢,使各种无机盐的消耗量不同程度增加,易致钾、钙、铁等无机盐缺乏,应多进食虾米、虾皮、芝麻酱、猪肝、香蕉等。老年人冬季更应增加阳光照射,以免缺钙。

2. 适当冬令进补　冬天进补应顺其自然,注意养阳,提高人体耐寒能力。根据"冬藏精"的自然规律,冬令进补能滋养五脏、扶正固本、培养元气,有助于体内阳气的生发和机体抗病能力的提高。

（1）进补佳品："药补不如食补"，冬季进补必须适合自己的体质和病情，最好能在中医师的指导下进行：①偏于阳虚的老年人，可用羊肉、鸡肉、狗肉等食补；②偏于阴血不足的老年人，食补应以鹅肉、鸭肉为主；③健康老年人均衡膳食即可。

（2）进补注意事项

1）防止"无虚滥补"：中医主张"虚者补之"，无虚就不必服用补养药物。如果无虚而滥补，就会扰乱人体脏腑的正常生理功能。如果一旦误补而不对证，就会"实而误补，固必增邪"。为此，在进补之前应在医生的诊查指导下辨证施补，判明虚实，避免无虚滥补之弊。

2）适度"对症补虚"：体质虚弱者，不可服用当归、熟地等补血滋阴类药物，因易致舌苔厚腻、腹胀脘痞、食少纳呆、嗳气，此为进补助滞；阴虚火旺者不可服用人参、鹿茸等补气补阳类药物，因易致生理功能亢盛，产生口干、烦躁、失眠、兴奋、尿黄、便秘、鼻出血等症状。应针对不同虚证，选用相对应的补养食物和药物，切忌盲目滥补。

3）避免盲目进补：若老年人本身已有疾病，选用进补之物要适当，最好遵照医嘱，不可盲目进补。血脂过高、动脉硬化，有冠心病、胆囊炎、痛风等疾病者，不可摄入高蛋白、高脂肪、多糖分的药物和食品，如甲鱼、阿胶、桂圆、牛鞭、鹿蹄筋等，因为此类进补之物，会升高血脂和血压，增加血液黏稠度，提升血中尿酸，与进补的初衷相悖。

> **章末小结**
>
> 本章学习重点是老年人的营养需求量及其供需失衡、主要来源，老年人营养保健的原则与方法，老年人常见饮食营养相关问题的营养保健。学习难点为肌少症与原发性骨质疏松症、吞咽障碍老年人的饮食营养保健。在学习过程中注意老年人各种营养素的作用及其主要来源，避免某些营养素摄入不足或过量导致的营养相关健康问题。做到在对老年人的营养健康宣教过程中，用深入浅出、通俗易懂的语言和生动直观的影像资料等相结合，帮助老年人掌握营养与健康知识，牢固树立"均衡营养、重点保健"的营养保健理念，真正提高老年人的营养相关健康水平。

（杨慧兰）

思考与练习

1. 老年人全因死亡率最低的BMI是多少？老年人能量需求为多少kcal/d？老年人蛋白质、总碳水化合物和脂肪的摄入量各需多少？

2. 老年人主要从哪些食物中摄入优质蛋白质？为了降低动脉粥样硬化的风险，老年人不宜摄入哪些脂类食物？亚油酸和α-亚麻酸等必需脂肪酸对人体健康有哪些促进作用？老年人如何科学摄入碳水化合物以避免诱发或加重糖尿病？

3. 老年人营养保健的原则和膳食指导原则分别有哪些？老年人如何科学、合理地选择食物以促进健康？

4. 老年人如何通过合理的营养摄入及运动锻炼防治肌少症及原发性骨质疏松症？

5. 养老护理员如果帮助吞咽障碍老年人喂食，以预防误吸、肺炎等并发症？

第五章 | 老年人心理保健

05章 数字内容

 工作情景与任务

导入情景:

赵奶奶,77岁,老伴去年去世。赵奶奶有一子一女,儿子在美国定居,女儿嫁去外省,都很少回来看望她。现在老房子里就赵奶奶一人"留守"着。前几年赵奶奶身体还硬朗,这几年每况愈下,特别是老伴撒手人寰后,赵奶奶总觉得"下一个该我了"。

工作任务:

1. 通过赵奶奶的例子,分析老年人的心理特点。
2. 做好空巢老人心理保健指导,预防心理问题的发生。

老年心理,就是指老年人的心理过程及个性心理特点,包括老年人的认知特征(如感觉、知觉、记忆、思维、注意等方面特征)、情绪特征、意志行为特征及个性的特征。进入老年期后,人的各种生理功能都逐渐衰退,机体储备能力下降、代偿能力差,对外界环境的适应能力及抵抗力均下降,容易发生各种疾病,同时还要面临多种生活事件,如社会角色的转变、经济地位的变化、丧偶等，在面对和适应老化的过程中，老年人常常会出现一些特殊的心理变化，影响其正常生活。因此，做好老年人的心理保健对提高老年人的生活质量，预防心身疾病的发生具有重要的意义。

第一节　老年人的心理特点及影响因素

一、老年人的心理特点

老年人的心理变化包括认知过程、情绪情感过程和意志行为过程等心理过程的变化和个性（人格）的变化。由于老年人感知觉、记忆、智力、思维等方面的不同程度减退，其情绪、情感和意志行为也会发生相应变化。

（一）感知觉

随着年龄增长，老年人的感觉器官尤其是视觉和听觉逐渐衰退，给老年人的生活带来诸多不便。大多数人50岁后出现眼睛老花现象（远视），这与老年人的瞳孔变小、晶状体变厚、玻璃体混浊等变化有关。老年人听力降低，一般高频听力丧失较多，这与老年人中耳听觉骨质增生、内耳听觉感受细胞的变化、听神经纤维脱髓鞘等变化、听觉系统血管萎缩、血流量减少、能量代谢率降低密切相关。在视觉、听觉减退的同时，老年人的嗅觉、味觉亦减退。74～85岁老年人舌上的味蕾数与4～20岁的人相比仅剩29%，嗅觉神经纤维数50岁以前随年龄增长逐渐下降至22.8%，50岁以后迅速减少。在知觉上，老年人容易发生反应变慢，定向力障碍，影响其对时间、地点、人物的辨别。

（二）记忆

神经递质乙酰胆碱影响着人的学习与记忆，老年人可能是由于中枢胆碱能递质系统的功能减退，导致记忆能力减退，且随着年龄增长越来越严重，"记忆力减退"常常作为衰老的特征之一。老年人的记忆变化特点为：有意记忆为主，无意记忆为辅；机械记忆不如年轻人，在规定时间内速度记忆衰退，但理解记忆、逻辑记忆尚好；再认和回忆减退；近事容易遗忘，而远事记忆尚好。记忆与人的生理因素、健康精神状况、记忆的训练、社会环境等相关。

（三）智力

智力是学习的能力，体现了个体对环境的适应能力。人的智力包括"液态"技巧性智力和"晶态"实用性智力两类。"液态"技巧性智力是指获得新观念、洞察复杂关系的能力，如知觉整合能力、近事记忆能力、思维敏捷度及与注意力和反应速度等有关的能力。其在成年后随着年龄的增长而逐渐减退，老年期下降明显。"晶态"实用性智力与后天的知识、文化和经验的积累有关，如词汇、理解力和常识等，健康成年人的"晶态"实用性智力一般不会随着年龄增长而减退。

（四）思维

思维是人类认知过程的最高形式，是较为复杂的心理过程，老年人由于记忆力的减退，导致其在概念形成、解决问题的思维过程以及创造性思维和逻辑推理方面都受到不同程度的影响，而且个体差异较大。老年人的思维普遍呈下降趋势，尤其在思维的敏捷性、流畅性、灵活性、独特性、创造性等方面比年轻人差，有时会出现注意力转移慢、想象力受到经验的限制而难以活跃等。

（五）情绪、情感

情绪是由生理唤起、认知解释、主观感觉和行为表达这四部分组成的过程。情绪的外部表现通常称为表情，包括面部表情、姿态表情和语调表情。情绪状态是指在某种事件或情景的影响下，在一定时间内所产生的某种情绪，其中比较典型的情绪状态有心境、激情和应激三种。与中青年相比，老年人更倾向于遵循某些规范以控制自己的情绪。所以老年人多表现为老成持重，做事习惯于三思而行，容易克制自己的不满和愤怒情绪。就情绪起伏而言，老年人更容易产生消极情绪，如失落、孤独、疑虑、焦虑等。

情感是人们对于周围事物、自身以及自身活动的态度的体验，即人们对客观事物态度的一种体验。传统观念认为老年人的情感趋于保守、僵化、迟钝并逐渐趋于情感活动贫乏、消极，大多是来自对疗养院、住院老年人的调查结果，或是由于老年人晚年生活条件差，对退休、离休生活不大适应的反映。随着社会经济的发展、老年人生活条件的改善和老年人对离退休生活的快速适应，老年人的情感活动与中青年的差别会越来越小。年老过程的情感活动是相对稳定的，即使有些变化，也是生活条件、社会地位变化所造成的，并不是年龄本身所决定的。

（六）意志行为

意志是为了达到确定的目的而表现出的毅力和精力。老年人的意志因社会地位、生活环境、文化素质的不同而存在较大的差异。有的老年人因为体力和精力的不足或社会活动、人际关系发生改变，容易出现自暴自弃、精神空虚彷徨、意志消沉。有的老年人则老当益壮、意志不衰。

（七）个性

所谓个性，是指一个人比较稳定的、影响其整个行为并使之与他人有所区别的心理特征的总和。过去传统的观念认为，老年人由于年老过程中，欲望和要求日益减少，驱动力及精神能量日益减退，造成老年人出现退缩、孤独，从外向性格向内向性格转变，从主动变为被动。国外 Reichard（1962 年）按照老年期的适应情况，将老年人个性特征（又叫人格特征）分为以下五个类型：

1. 成熟型　表现为有智慧，具有十分统一的人格，理解现实，积极参加工作，处处感到满意，宽厚待人。

2. 安乐型　即隐居依赖型，胸无大志，不喜欢工作，满足于现状。

3. 装甲型　这是一类自我防御较强的类型，对青年持嫉妒心理，不承认老年人的价值，用繁忙活动来回避对老年期的展望和死亡的恐惧。

4. 愤怒型　无法承认自己已衰老这一事实，怨恨自己尚未达到人生的目标，把自己的失败归咎于他人并表现出敌意和攻击性。

5. 自我谴责型　把自己的不幸全归咎于自己，谴责自己，对一切事物都持悲观态度，孤独压抑，有时甚至自杀。

二、老年人心理变化的影响因素

人的心理状态是许多内外因素综合作用的结果。长期的生活阅历，稳定的社会地位使得老年人容易形成固有的思维模式和行为习惯。但随着年龄的增长，在各种因素的共同影响下，老年人的心理也发生了变化，影响老年人心理变化的因素主要有：

（一）生理功能减退

随着年龄的增长，人的各种生理功能减退，并出现老化现象。如脑细胞逐渐萎缩减少会导致精神活动减弱，反应迟钝，语言表达不清，近期记忆力减退等。同时感觉功能和运动能力也逐渐减退和降低，导致感知觉减退，行动缓慢等。

（二）社会地位变化

老年人从工作岗位退下来以后，社会威望、经济收入、家庭地位等均有不同程度下降，导致部分老年人出现孤独感、自卑、抑郁、烦躁、无用感等消极心理，加速机体老化。

（三）人际关系改变

离退休后，老年人主要活动场所由工作地点转为家庭。家庭成员之间的关系也对老年人的影响很大，如子女对老年人的态度、代际冲突的产生、老年人夫妻之间的关系、家庭成员相互之间的沟通理解程度等，对老年人的心理都会产生影响。

（四）老年睡眠障碍

研究表明，绝大多数老年人存在入睡困难、觉醒次数多、早醒等睡眠问题，严重者可导致睡眠障碍，这些容易引起注意力不集中、记忆下降、烦躁、易怒、抑郁，甚至引发心理精神障碍。

（五）营养状况不良

老年人需要充足的营养以维持人体组织与细胞的正常生理活动，如蛋白质、脂肪、碳水化合物、矿物质、维生素等。当营养不足时，常可出现精神不振、乏力、记忆力减退、对外界事物不感兴趣，甚至发生抑郁及其他精神及神经症状。

（六）体力脑力过劳

体力及脑力劳动过度均会造成记忆力减退、精神不振、乏力、思想不易集中，甚至会产生错觉、幻觉等异常心理。

（七）大脑功能损害

有些疾病会影响老年人的心理状态，如脑动脉硬化会使脑组织供血不足，导致脑功能减退，促使记忆力减退加重，晚期甚至会发生阿尔茨海默病等；脑卒中常可使老年人卧床不起，生活不能自理，以致产生悲观、孤独等心理状态。

（八）老年丧偶打击

丧偶对老年人的生活影响很大，是最不容易克服和弥补的心理问题。我国自古就有"少年夫妻老来伴"之说，老伴是老年人最知心的伴侣，特别是在年事已高，在社会交往逐渐减少的情况下。丧偶后极度的悲哀对老年人身心健康可造成严重的损害。

三、老年人心理发展的主要矛盾

（一）角色转变与社会适应的矛盾

角色适应问题是老年人离退休伴随的主要矛盾。研究表明，不同职业群体的人，对离退休的心理感受是不同的。工人退休后情绪较为稳定，社会适应良好。他们退休后摆脱了沉重的劳动，有更多的时间照顾家庭和休闲娱乐，并且有足够的退休金和公费医疗，所以工人退休后心理感受变化不大。离退休干部的情况则不同，他们从昔日紧张有序的工作中突然松弛下来，生活的重心变成了家庭琐事，广泛的社会联系骤然减少，无所事事的现状与他们强烈的社会责任感发生冲突，使他们感到很不适应。

（二）老有所为与身心衰老的矛盾

部分老年人在离退休之后不甘清闲，"老骥伏枥，志在千里"，渴望在有生之年能够再为社会多做一些工作。然而，身心健康状况并不理想。机体衰老严重、身患多种疾病、心理能力衰退明显等使得这些老年人在志向与衰老之间形成了矛盾，有的人还为此而陷入深深的苦恼和焦虑之中。

（三）安享天伦与空巢家庭的矛盾

家庭是老年人晚年生活的主要场所，是其情感和精神的重要寄托。目前家庭结构小型化、城市化进程加快以及传统家庭观念的改变都造成了空巢老人的数量快速增长，儿孙绕膝、天伦之乐的观念受到严重冲击，部分空巢老人深感孤独、寂寞，有的还发生抑郁自杀。

（四）安度晚年与生活变故的矛盾

老年人都希望平平安安、幸福美满地度过晚年，但这种美好愿望与实际生活中的意外变故，往往形成强烈的矛盾。老年人丧偶后若是缺乏足够的社会支持，会很快身心衰竭，甚至导致早亡。此外夫妻争吵、亲友亡故、婆媳不和、突患重病等生活事件，也会对老年人的身心健康造成严重打击。

老年人的心理需求

1. 健康　老年人常有恐惧、怕死、疑病等心理，非常希望保持健康的身体，能长命百岁。

2. 被尊重　老年人希望得到年轻人的尊重，尊重会使老年人心情舒畅、精神愉悦。

3. 交流　良好的人际关系和丰富的社会活动可满足老年人认知发展和信息交流的需求。

4. 自主　老年人阅历丰富，有自己喜欢做的事，且自有主张。

5. 情感　老年人常把情感寄托在老伴子女、亲朋好友上。

6. 求知　老年人离开工作岗位后也希望继续读书学习，俗话说"活到老，学到老"。

7. 依存　老年人随着生理功能的不断衰退，迫切希望得到充分的照护，使他们老有所依。

第二节　老年人心理保健的原则与方法

一、老年人心理健康的概念

第三届国际心理卫生大会将心理健康定义为："所谓心理健康，是指在身体、智能以及情感上与他人的心理健康不相矛盾的范围内，将个人心境发展成最佳状态。"该定义揭示了心理健康的两层含义：一是与绝大多数人相比，其心理功能正常，无心理疾病；二是能积极调节自己的心理状态，顺应环境，建设性地发展完善自我，充分发挥自己的能力，过有效率的生活。也就是说，心理健康不仅意味着没有心理疾病，还意味着个人的良好适应和充分发展。

二、老年人心理健康的标准

国内外对于老年人心理健康尚没有统一的标准。综合国内外心理学专家对老年人心理健康标准的研究，结合我国老年人的实际情况，老年人心理健康的标准可以从以下六个方面进行界定：

1. 认知正常　认知正常是人正常生活最基本的心理条件，是心理健康的首要标准。老年人认知正常体现在：①感知觉正常，判断事物基本准确，不发生错觉；②记忆清晰，不发生明显的遗忘；③思路清楚，不出现逻辑混乱；④在平时生活中，有比较丰富的想象力，并善于用想象力为自己设计一个愉快的奋斗目标；⑤具有一般的生活能力。

2. 情绪健康　情绪是人对客观事物的态度体验,是人的需要是否得到满足的反映。愉快而稳定的情绪是情绪健康的重要标志。心理健康的老年人乐观开朗,知足常乐,随遇而安。

3. 行为正常　能坚持正常的生活、工作、学习、娱乐等活动,一切行为与多数同龄人一致,并符合自己的身份和角色。

4. 人格健全　人格健全主要表现为:①以积极进取的人生观为人格的核心,积极的情绪多于消极的情绪;②能够正确评价自己和外界事物,能够听取别人意见,不固执己见,能够控制自己的行为,办事盲目性和冲动性较少;③意志坚强,能经得起外界事物的强烈刺激:在悲痛时能找到发泄的方法,而不至于被悲痛压倒;在欢乐时能有节制地欢欣鼓舞,而不是得意忘形;遇到困难时,能沉着地克服,而不是一味地怨天尤人;④能力、兴趣、性格与气质等人格心理特征和谐而统一。

5. 关系融洽　能与周围的大多数人保持人际关系的和谐。融洽和谐的人际关系表现为:①乐于与人交往,能与家人保持情感上的融洽并得到家人发自内心的理解和尊重,又有知心的朋友;②在交往中保持独立而完整的人格,有自知之明,不卑不亢;③能客观评价他人,取人之长补己之短,宽以待人,友好相处;④既乐于帮助他人,也乐于接受他人的帮助。

6. 环境适应　老年人退休后能与外界环境保持接触,不脱离社会。通过与他人的交流、电视、广播、网络等媒体了解社会,对社会现状有较清晰的认识,同时坚持学习,锻炼记忆和思维能力,丰富精神生活,适应新的环境。

三、老年人心理保健的原则

(一)适应原则

心理健康强调人与环境能动地协调适应。自然环境和社会环境中均有多种打破人与环境协调平衡的刺激,尤其是社会环境中人际关系的协调对心理健康有着重要意义。人对环境的适应,不仅要顺应、适应,更要积极、能动地对环境进行改造,以适应人的需要或改造自身以适应周围环境。因而,需要积极主动地调节环境和自身,减少环境中的不良刺激,学会协调人际关系,发挥自己的潜能,以维护和促进心理健康。

(二)整体原则

每个个体都是一个身心统一的整体,身心相互影响。因此,老年人应通过积极的体育锻炼、卫生保健、培养健康的生活方式等,促进身心健康。

(三)系统原则

人是一个开放的系统,受到自然环境、社会文化、人际关系的影响。如生活在家庭或群体之中的个体会影响家庭或群体,同时也受到家庭或群体的影响,个体心理健康的维护需要个体发挥主观能动性作出努力,创造良好的家庭或群体心理卫生氛围对促进个体的心理健康也十分重要。只有从自然环境、社会文化、人际关系等多方面、多角度、多层地考虑和解决问题，才能达到系统内外环境的协调与平衡。

（四）发展原则

人的心理健康状况是一个动态发展的过程，人在不同时期、不同身心状况下和不同的环境中，其心理健康状况也是动态变化的。所以，不仅要了解老年人现有的心理健康水平，而且要重视他们过去的经历，挖掘他们的潜能，以发展的观点动态地把握和促进老年人心理健康。

四、老年人心理保健的方法

（一）树立正确"三观"，不畏"向死而生"

1. 树立正确的健康观　研究表明，老年人往往对自己的健康状况持消极态度，对疾病过分担忧，会导致神经性疑病症、焦虑、抑郁等心理问题，加快身心功能障碍与衰老。因此，要树立正确的健康观，正确对待疾病，积极配合治疗与护理，促进身心健康，延年益寿。正确的老年健康观为：能保持生活自理，有社会功能，并最大限度地发挥自主性。

2. 树立正确的衰老观　生老病死是自然规律，古往今来，没有人可以长生不老。如果总处于一种生命垂暮、死亡将至的心理状态，就会加速心理和生理的衰老。老年人应客观地认知自身的身心状况，积极发挥余热，获得心理上的满足和平衡。

3. 树立正确的死亡观　死亡是生命的必然发展和归宿，任何恐惧和逃避都无济于事。当死亡的事实不可避免时，若不能泰然处之，就可能没有足够时间与精力处理未尽心愿。老年人应树立正确的死亡观，克服对死亡的恐惧，才能以"向死而生"的无畏勇气面对将来生命的终结，也才能更加珍惜生命，使生活更有意义和乐趣。

（二）实现良好过渡，擘画"夕阳"蓝图

重新培养离退休生活中的兴趣，转移离退休后孤独、忧郁、失落情绪，是避免患"离退休综合征"、促进身心健康的重要措施。大部分老年人在1~2年时间里会适应离退休生活，实现离退休后的良好过渡。

1. 重新设计生活，发挥老年人潜能　离退休后要帮助老年人重新设计自己的生活。如条件允许，可以让老年人发挥潜能，重归社会，做一些力所能及的工作，使老年人的生活充实起来。

2. 鼓励适度用脑，延缓脑功能衰退　研究表明，坚持适量的脑力活动，使脑细胞不断接受信息刺激，有助于延缓脑的衰老和防止脑功能的退化。老年人应坚持活到老学到老，例如学会使用智能手机和网络等，这样既可以促进大脑活动，延缓智力的衰退，又可以了解外界的变化，不脱离社会。

3. 培养兴趣爱好，充实夕阳红生活　广泛的兴趣爱好不仅能使老年人开阔视野，扩

大知识面，丰富生活，充实他们的晚年生活，而且能有效地帮助他们摆脱失落、孤独、抑郁等不良情绪，促进生理及心理的健康。因此，要鼓励老年人利用离退休后的闲暇时间，有意识地培养一两项兴趣爱好，如书法、绘画、下棋、摄影、园艺、烹调、旅游、钓鱼等，用以陶冶情操，充实生活。

4. 优化生活方式，加强多维度保健　指导老年人养成健康的生活方式，建立规律的饮食和睡眠习惯，戒烟限酒，平衡饮食，适当运动，如散步、慢跑、钓鱼、游泳、骑自行车、太极拳、气功等，但运动量要适当，循序渐进、持之以恒。同时要做好日常保健按摩，如按摩或灸任脉的神阙、气海、关元，督脉的命门、大椎，胃经的足三里穴（双侧），有补肾填精助阳、防止衰老和预防痴呆的效果，按摩太阳、神庭、百会等穴位有提升认知功能的效果。尽可能避免使用镇静剂、抗组胺制剂、抗精神病药物等能引起中枢神经系统不良反应的药物。

（三）培养乐观情绪，享受"夕阳"美景

1. 合理调节情绪　老年人即使在心理和生理上没有形成病症，但也可能会有情绪问题或认知偏差。理性情绪疗法（rational emotive therapy，RET）可以帮助老年人调节情绪，它是美国临床心理学家艾利斯创立的心理咨询和心理治疗方法。理性情绪疗法的核心理论是 ABC 理论，其介入治疗都是以 ABC 理论为基准开展。艾利斯在 ABC 理论中认为诱发行为和情绪困扰的不是事件本身，而是当事人对此事件的不合理的态度和解释引起的，即个人的情绪反应、情绪困扰 C（emotional consequence）是由个人的信念、看法系统 B（belief system）决定的，而不是被某些引发事件 A（activating event）刺激产生的。理性情绪疗法理论提出，人们可以通过改变自己的信念 B 来改变情绪和行为结果 C，以此作为治疗介入的中心，所用的重要方法是与非理性信念进行辩驳 D（dispute），将非理性信念 B 转变为合理的观念 E（effect），通过矫正形成恰当的情绪及行为，这样，之前的 ABC 过程就可以进一步扩展为 ABCDE 的治疗过程。因此，老年人合理调节情绪，就要在觉察自己的认知方式、思维风格的基础上，学会与自己对话、摒弃不合理的信念，建立积极的思维，减少悲观的想法和行为。例如，"当我哭泣没有鞋子穿的时候，发现有人却没有脚！""塞翁失马焉知非福""漫漫人生路，看得清比走得快重要，走得对比走得远重要"等。

2. 提升主观幸福感　常言道，知足者常乐，老年人应保持乐观向上的情绪，提升主观幸福感。主观幸福感是人们根据自定的标准对自身在一段时间内情感反应的评估和生活满意感的认知评价后而产生的一种积极心理体验。提升老年人主观幸福感，子女应多关注老年人的情感需求，加强沟通，为老年人提供情感支持，同时要鼓励老年人培养兴趣爱好，加强体育锻炼和日常生活能力锻炼，树立正确的养老价值观，建立积极乐观的生活态度，激发自身潜能，从而实现自我价值。

老年人主观幸福感指数

老年人主观幸福感指数包括三项：生活满意感指数、抑郁倾向、自评身体健康指数。

1. 生活满意感指数　以生活意义的肯定、正面和乐观的态度、生活目标的达成、生活情趣以及成就感为指标。以得分的高低表示生活满足感的程度。

2. 抑郁倾向　以问题解答形式，通过20项抑郁常见症状的自我测试，表示抑郁程度。

3. 自评身体健康指数　以一组单项测试题的得分的多少来表示身体健康的程度。

对上述三项进行综合，可测老年人主观幸福感。

（四）和谐家庭氛围，化解成员间矛盾

家庭是老年人晚年生活的主要场所。处理好与家人的关系，尤其是处理好两代或几代人的人际关系十分重要。家庭关系和睦，家庭成员互敬互爱则有利于老年人的健康长寿；相反，家庭不和，家庭成员之间关系恶劣，则对老年人的身心健康极其有害。

1. 正确处理"代沟"，求同存异，相互包容　社会在发展，时代在进步，青年一代与老年人之间存在一些思想和行为的差别是自然的。家庭成员应多关心和体谅老年人，遇事主动与老年人商量，对于不同意见，要耐心听取，维护老年人的自尊；老年人也应有意识地克服自己的一些特殊性格，不必要求晚辈事事顺应自己。老年人应与家庭成员间相互包容，共同建立良好的亲情。

2. 正确面对"空巢"家庭　空巢家庭中，老年人应正确面对子女成家立业离开家的现实，不过高期望和依赖子女对自身的照顾，善于利用现代通信方式与子女沟通。作为子女应尽量与老年人一起生活或经常回家探视，使老年人精神愉快，心理上获得安慰。

3. 建立和谐的家庭氛围　和谐的婚姻对老年人至关重要，良好的夫妻关系是老年人生活幸福的保障。丧偶对老年人的身心健康是很大的摧残。老年人丧偶以后，一方面是老年人自身要冲破习俗观念，大胆追求；另一方面，子女要正确看待老年人的再婚问题，理解、支持老年人再婚，给予老年人宽容的再婚环境，使老年人晚年不再孤寂。

（五）谋求社会支持，缓解老年人压力

社会支持能够缓解老年人的心理压力，提高其生活满意度，促进老年人的身心健康。社会支持最主要的来源是家庭成员，而朋友、同事的支持也非常重要。此外，各种社会团体也是社会支持的重要来源。

老年人的社会支持类型叫分为正式和非正式两种。正式网络包括社会组织系统，如社区服务、社区互助、社区公共护理、居家护埋等；非正式网络包括家庭成员、亲友和近邻。

1. 血缘型非正式社会支持网络 来自家庭子女和亲戚的帮助,这是人们经常使用的一种社会支持。网络中涉及的人员主要提供日常家事的支持、病痛的服侍和慰藉,子女还要承担亲情下的经济与社会安全责任。这种支持网络会让老年人感受到来自家庭亲人的关注和帮助,满足老年人对亲情的渴望。但是,如果子女不在老年人身边,就容易导致此类社会支持的缺失。

2. 友情互助非正式社会支持网络 来自近邻及朋友的帮助,这一方式被越来越多的老年人使用,来弥补血缘型社会支持的不足。但是,这种网络也同血缘型社会支持网络一样缺乏稳定性,不容易持久,也缺乏调动专业性资源的能力。

3. 正式社会支持网络 来自社区服务和互助服务,有家庭服务系统、志愿者服务、社区老年人互助组织等形式,有各种专业人员,如医护人员、心理保健人员、社会工作者等的介入。这种网络的最大好处在于能够有效地调动各种社会资源,尤其是专业资源。

在老年人需要时,任何一种社会支持网络提供的帮助,都能有助于老年人健康状态的稳定。因此,政府、社会、家庭都应当关心老年人,同情和支持老年人,为其建立有效稳固的社会支持网络。

(六)营造敬老环境,保障老年人权益

1. 倡导尊老敬老的社会风气 尊老敬老是中华民族的传统美德,也是我国老年人心理健康的良好社会心理环境。社会应加强宣传教育,大力倡导尊老敬老,促进健康老龄化,促进社会和谐稳定发展。

2. 尽快完善相关立法 应加强老龄问题的科学研究,为完善立法提供依据,尽快完善相关法律,为老年人解除后顾之忧、安度晚年提供社会保障。

第三节 老年人常见的心理问题及预防保健

一、老年期焦虑

焦虑是一种很普遍的现象,几乎人人都有过焦虑的体验,适度的焦虑有利于个体更好地适应变化,有利于个体通过自我调节保持身心平衡,但持久过度的焦虑则会严重影响个体的身心健康。

(一)原因

1. 各种应激事件 如离退休、丧偶、丧子(尤其是失独)、空巢、再婚、经济窘迫、家庭关系不和睦、日常生活常规的打乱等均可引起焦虑反应。

2. 某些疾病 如抑郁症、痴呆、甲状腺功能亢进、低血糖等可引起焦虑反应。

3. 某些药物不良反应 如皮质类固醇、抗胆碱能药物、咖啡因等可引起焦虑反应。

4. 身体状况衰退 体弱多病,行动不便,力不从心。

5. 疑病性神经症。

（二）表现

焦虑包括指向未来的害怕不安和痛苦的内心体验、精神运动性不安以及伴有自主神经功能失调表现三方面症状，可分为慢性和急性两类。

1. 慢性焦虑　也称为广泛性焦虑，较常见，包括精神性焦虑、躯体性焦虑和自主神经功能紊乱。可表现为持续性紧张，经常提心吊胆，有不安的预感，平时比较敏感，处于高度的警觉状态，容易激怒，生活中稍有不如意就心烦意乱，易与他人发生冲突，注意力不集中、健忘、坐立不安、搓手顿足，常伴有头晕、胸闷、心慌、气促等自主神经功能紊乱症状。

2. 急性焦虑　也称惊恐障碍，发作时常突然感到不明原因的惊慌、紧张不安、心烦意乱、坐卧不安、失眠，或激动、哭泣，常伴有潮热、大汗、口渴、心悸、气促、脉搏加快、血压升高、尿频尿急等躯体症状。严重时可以出现阵发性气喘、胸闷，甚至有濒死感，并产生妄想和幻觉。急性焦虑发作一般持续几分钟到一小时，之后症状缓解或消失，但间歇期仍心有余悸、担心复发而出现不敢单独出门等回避行为。

持久过度的焦虑可严重损害老年人的身心健康，加速衰老，增加失控感，损害自信心，并可诱发心身疾病如高血压、冠心病、脑卒中、心肌梗死，以及跌倒等意外发生。

（三）预防保健

1. 正确评估老年人的焦虑程度，有针对性地进行指导。

2. 指导和帮助老年人及其家属认识分析引起焦虑的原因和表现。

3. 积极治疗原发疾病，尽量避免使用或慎用可引起焦虑症状的药物。

4. 指导老年人保持良好心态，正确看待生活事件，学会自我疏导和自我放松，建立规律的活动与睡眠习惯。

5. 子女要理解老年人的焦虑心理，鼓励并倾听老年人的内心宣泄，真正从心理精神上去关心体贴老年人。

6. 重度焦虑用药治疗　重度焦虑应遵医嘱使用抗焦虑药物进行治疗。

二、老年期抑郁

抑郁和焦虑一样，是一种极其复杂的、正常人也经常以温和的方式体验到的情绪状态。作为病理性的情绪，抑郁是以情绪低落、悲观消极、少言少动、思维迟钝等为主要特征的一种老年人常见的精神心理问题。抑郁高发年龄大部分在50～60岁之间。老年人的自杀常与抑郁情绪有关。

（一）原因

1. 年龄因素　年龄增长带来的生理功能退化。

2. 慢性疾病　如高血压、糖尿病、脑卒中、冠心病及癌症等与躯体功能障碍和因病致残导致自理能力下降或丧失。

3. 应激事件　如离退休、丧偶、经济窘迫、家庭关系不和等。

4. 孤独　尤其是独居、空巢以及身处高楼难以融入社会的老年人,其孤独感是最难战胜的。

5. 消极的应对方式　常见的有自责、幻想、退避等,这些老年人多具有被动、孤僻、固执、依赖等回避和依赖型人格特征。

（二）表现

老年期抑郁的主要表现与其他年龄无明显不同,情绪低落、思维迟缓和意志活动减退(意志消沉)是重度抑郁症的典型"三低"症状,且常伴有消极观念和自杀行为,症状持续至少2周。家庭和养老机构中的老年期抑郁多为轻、中度,仅以情绪低落等核心症状为主要表现。

1. 情绪低落　情绪低落、兴趣缺乏或愉快感(乐趣)丧失是老年期抑郁的核心症状,具体表现为"六无"症状:无望、无助、无用、无兴趣、无精力、无意义。对前途感到悲观绝望,认为生活毫无价值与出路,自己一无是处,对现状缺乏改变的信心和决心(如对疾病的治疗失去信心)。常表现为双眉紧锁、愁容满面、闷闷不乐、唉声叹气,自我评价过低,甚至自责自罪。对任何活动都不再感兴趣,任何事情都无法使其高兴。抑郁情绪常昼重夜轻,晨起最严重,因此凌晨自杀率较高。

2. 思维迟缓　思维联想速度缓慢甚至抑制,典型表现为语速减慢、语量减少、语音减低的"小三低"症状。老年人自觉大脑生锈、变笨、迟钝,注意力、记忆力、计算力和理解力均下降,对事物作悲观解释。少数严重者表现类似于"痴呆",为抑郁性假性痴呆,抑郁缓解后"痴呆"症状也随之消失。

3. 意志活动减退　言语动作明显减少且缓慢,兴趣下降乃至丧失,日常生活不能自行料理,回避社交活动,甚至出现不语不动、不吃不喝等抑郁性木僵的表现,日常生活需要他人照顾。

严重抑郁症老年人的自杀行为较常见,常于凌晨早醒后,在周密计划的前提下隐蔽行动,甚至有的老年人以强颜欢笑来麻痹照护者,成功率较高,有10%~15%的抑郁老年人死于自杀。

4. 其他症状　常伴有明显的睡眠障碍,表现为早醒和入睡困难,一般比平时早醒2h以上,醒后难以入睡。不典型抑郁者会出现贪睡等相反症状。部分伴有明显的焦虑情绪,表现为坐立不安、过度紧张、好纠缠。此外,还伴有食欲及性欲下降,体重减轻、疲倦乏力等躯体症状。严重者可出现幻听(常为嘲弄或谴责性)、罪恶妄想、关系被害妄想、疑病观念等精神症状。

（三）预防保健

及时识别出老年人抑郁症状,积极治疗慢性疾病,避免过度保护,尽可能提高老年人的自护能力,改变消极的应对方式等。对于有抑郁症的老年人,应严防自杀、避免诱因、使用认知心理治疗、药物治疗,药物治疗无效或不能耐受者和有自杀企图者需采用电休克治疗。

三、老年期孤独

孤独是一种被疏远、被抛弃和不被他人接纳的情绪体验。孤独感在老年人中常见，我国的60~70岁老年人中有孤独感的占1/3左右，80岁以上者占60%左右，独居者死亡率和癌症发病率比非独居者高出2倍。因此，解除老年人孤独感是不容忽视的社会问题。

（一）原因

1. 离退休后远离社会生活。

2. 无子女或因子女独立成家后成为空巢家庭。

3. 体弱多病，行动不便，降低了与亲朋来往的频率。

4. 老年人性格孤僻。

5. 老年人丧偶。

（二）表现

孤独寂寞会使老年人产生伤感、抑郁情绪，精神萎靡不振，常表现为偷偷哭泣，顾影自怜，如体弱多病，行动不便时，上述消极感会明显加重，久之，机体免疫功能降低，容易导致躯体疾病。孤独也会使老年人选择更多的不良生活方式，如吸烟、酗酒、不爱活动等，从而导致慢性病如心脑血管疾病、糖尿病等疾病的发生。有的老年人因孤独而转为抑郁症，且有自杀倾向。

（三）预防保健

1. 社会支持　政府要为有工作和学习需要的老年人创造工作和学习的机会。社区要组织适合于老年人的文体活动，如广场舞、交谊舞、打腰鼓、书画、剪纸比赛等，鼓励老年人积极参加；还要定期上门探望卧病在床、行动不便的老年人。目前不少地区已经在老年人中普及失能或半失能老年人的长期护理保险，由政府向专业养老机构购买，机构定期派人上门服务。

2. 精神赡养　子女要从内心深处诚恳地关心父母。和父母住同一城市的子女，与父母房子的距离最好不要太远；身在异地的子女，要注重对父母的精神赡养，尽量常回家看望老年人，或经常通过语音电话或视频电话等与父母进行感情和思想的交流。丧偶的老年人独自生活，感到孤独，如果有合适的对象，子女应该支持老年人的求偶需求。

3. 再社会化　老年人应主动融入社会，积极而适量地参加各种力所能及的活动，在活动中扩大社会交往，做到老有所为，老有所乐，增强幸福感和生存的价值。

四、老年期自卑

自卑即自我评价偏低，就是自己瞧不起自己，它是一种消极的情感体验。当人的自尊需要得不到满足，又不能实事求是地分析自己时，就容易产生自卑心理。

（一）原因

1. 老化引起的生活能力下降。

2. 疾病引起的部分或全部生活自理能力和适应环境的能力丧失。

3. 离退休后角色转换障碍。

4. 家庭矛盾。

（二）表现

自卑的老年人往往从怀疑自己的能力到不能表现自己的能力，从与人交往胆怯到孤独地自我封闭。本来经过努力可以达到的目标，也会认为"我不行"而放弃追求。他们看不到人生的光华和希望，领略不到生活的乐趣，也不敢去憧憬美好的明天。

（三）预防保健

应注意保护老年人创造良好、健康的社会心理环境，尊老敬老；鼓励老年人参与社会，做力所能及的事情，挖掘潜能，得到一些自我实现，增加生活的价值感和自尊；对生活完全不能自理的老年人应注意保护，在不影响健康的前提下，尊重他们原来的生活习惯，使老年人尊重的需要得到满足。

五、丧偶与再婚

老年人的婚姻对其心理健康起到了重要的作用，老年夫妻间不仅互相提供日常照料，同时还是彼此的精神支柱和心理慰藉。一些专家指出，婚姻可减缓老年人认知能力的衰退。随着年龄的增长，老年人不可避免地要面临丧偶的问题，丧偶带来的心理创伤对老年人的影响极大，尤其是自身缺乏经济独立能力或生活自理能力的老年人，若为无子女或子女教育失败、空巢等情况，丧偶意味着釜底抽薪或"天塌了"。

（一）表现

一般来说，丧偶老年人的心理变化常常要经历以下 5 个阶段，但每位老年人经历各阶段的时间长短不同。

1. 震惊阶段　老年人表现为痛不欲生，所有的注意力都指向死者，不能接受配偶的故去，拒绝死者火化或下葬。

2. 情绪波动阶段　老年人对死者或其他人发怒或表现出敌意，有时会对着照片中故去的配偶生气，有时会认为老伴的离世是儿女没有尽心尽力治疗照顾而造成的，因而迁怒于儿女，容易无故和别人吵架。

3. 孤独感阶段　老年人会要求其他人的支持和帮助，向他人发泄自己的悲伤情绪。他们常常会不顾别人是否愿意听，向周围的所有人诉说着自己的不幸，希望得到他人的同情和帮助。

4. 自我安慰阶段　老年人已经明确地意识到了配偶的离世，自己的原有生活已经彻底改变，绝望情绪达到顶峰，并逐渐排解，主动开始自我调适。

5. 重建新生活阶段 老年人开始从绝望中一步步走出来,调整悲伤的情绪,把注意力转移到其他事件或人上,主动适应新的生活。

(二)预防保健

老年人丧偶是一件巨大的生活事件,护理人员应指导丧偶老年人积极采取措施,尽快摆脱悲伤压抑的情绪,适应新的生活。

1. 自我安慰 失去共同生活多年的老伴是令人悲伤的事,但是无论生者如何痛苦都不能挽回逝者的生命,对故去的亲人最好的怀念方式就是照顾好自己,让亡者安息。

2. 避免自责 老年人丧偶后,常常会自责,认为老伴的死和自己有关,是自己没有精心照顾才造成的,或者回想起以往曾经有过的争吵或没有满足的愿望时,常常觉得自己对不起老伴,因此,应当指导老年人多回忆一些美好的情景来调整情绪。

3. 转移注意力 老年人在一段时间内难以抚平悲伤的心情,尤其是看到一些老伴曾经使用过的物品,容易触景生情。要指导老年人不妨将老伴的物品暂时收藏起来,多参与一些集体活动,有条件的也可以暂时离开,换个环境居住一段时间,把注意力转移到新的生活中,待情绪平复后再整理老伴的遗物。

4. 寻求积极的生活方式 指导老年人积极寻求新的生活方式,参加社交活动,拓展生活圈子,培养爱好和兴趣,以增加生活乐趣,摆脱不良情绪。

5. 建立新的依恋关系 老年人应和子女、亲戚、朋友建立一种新的依恋关系,可以有效地减轻哀思,鼓励老年人再婚也是建立新的依恋关系的有效方法之一。

六、"空巢"综合征

"空巢家庭"是指无子女或子女成人后相继离开家庭,形成老年人独守家庭的情况,包括老年单身家庭或老年夫妇二人家庭。生活在空巢家庭中的老年人常由于人际关系疏远、缺乏精神慰藉而产生被疏离、被舍弃的感觉,出现孤独、空虚、寂寞、伤感、精神萎靡、情绪低落等一系列心理失调症状,称为"空巢"综合征。

(一)原因

1. 老年人对离退休后的生活变化不适应,从工作岗位上退下来后感到冷清、寂寞。

2. 老年人对子女情感依赖性强,需要儿女做依靠的时候,儿女却不在身边,产生孤苦伶仃的消极情感。

3. 老年人本身性格方面的缺陷,对生活兴趣索然,缺乏独立自主设计晚年美好生活的信心和勇气。

(二)表现

1. 精神空虚、无所事事 子女离家之后,父母原来多年形成的紧张有规律的生活被打破,突然转入松散的、无规律的生活状态,他们无法很快适应,进而出现情绪不稳、烦躁不安、消沉抑郁等。

2. 情绪低落、社会交往少　长期的孤独使空巢老人情感和心理上失去支柱,对自己存在的价值表示怀疑,陷入无趣、无欲、无望、无助状态,甚至出现自杀的想法和行为。

3. 躯体化症状　不良情绪可导致一系列的躯体症状和疾病,如失眠、早醒、睡眠质量差、头痛、心慌、气短及食欲减退、消化不良等症状,甚至因此而诱发消化性溃疡、高血压、冠心病等严重心身疾病。

（三）预防保健

1. 正视"空巢"现象　随着人口的流动性和竞争压力的增加,年轻人自发地选择离开家庭来应对竞争。"父母在,不远游"的思想已不再适用,父母要做好子女离家后的思想准备,计划好子女离家后的生活方式,有效防止"空巢"带来的家庭情感危机。

2. 增加老年夫妻感情　老年夫妻之间可给予更多的关心、体贴和安慰。珍惜对方能与自己风雨同舟、一路相伴,促进夫妻恩爱,并培养一种以上共同的兴趣爱好,一同参与文体活动或公益活动,建立新的生活规律。

3. 丰富老年生活　鼓励老年人走出家门,体味生活乐趣。许多老年人通过爬山、跳舞、下棋或其他文体活动结识了朋友,体会到老年生活的乐趣。

4. 子女关心,精神赡养　子女要常与父母进行思想和情感交流。子女要尽量常回家看望父母,或经常通过语音电话或视频电话等与父母进行感情和思想的交流。丧偶的老年人独自生活,感到寂寞,如果有合适的对象,子女应该支持父母的求偶需求。

5. 政策支持,社会合力　政府应在全社会加强尊老爱幼、维护老年人合法权益的社会主义道德教育,深入贯彻《中华人民共和国老年人权益保障法》,切实维护空巢老人的合法权益。社区应组织人员或义工定期电话联系或上门看望空巢老人,转移排遣空巢老人的孤独寂寞情绪。此外还要建立家庭扶助制度,制订针对空巢困难老人的特殊救助制度,把帮扶救助重点放在空巢老人中的独居、高龄、女性、农村老年人等弱势群体上。

七、离退休综合征

离退休综合征是指老年人由于离退休后不能适应新的社会角色、生活环境以及生活方式的变化而出现的消极情绪,或因此而产生偏离常态行为的一种适应性心理障碍。主要发生于平时工作繁忙、事业心强、争强好胜而离退休后一时不能适应的老年人。

（一）原因

离退休前缺乏足够的心理准备,离退休前后生活境遇反差过大,适应能力差或个性缺陷,社会支持缺乏,失去价值感。

（二）表现

离退休综合征是一种复杂的心理异常反应,主要体现在情绪和行为方面,具体表现为:

1. 情绪不稳定,坐卧不安,行为重复,有时还会出现强迫性定向行走。

2. 注意力不集中,容易做错事。

3. 性格变化明显,易急躁易怒,对现实不满,常常怀旧,可存有偏见。

(三)预防保健

1. 正确看待退休　应帮助老年人充分认识与适应离退休后的社会角色转变,正确看待离退休。退休是一个自然的、不可避免的过程。

2. 心理准备　快到退休时,老年人可适当地减少工作量,多与已退休人员交流,主动地、及早地寻找精神依托。如退休后做一次探亲访友或旅游,将有利于老年人的心理平衡,避免心理上的失落和孤独感。

3. 行动准备　在退休之前可建议老年人培养各种兴趣爱好,根据自己的体力、精力,安排好自己的活动时间,或预定一份轻松的工作,使自己退而不闲。

4. 家庭及社会支持　要为老年人营造良好的环境。家属要在精神和物质两方面关怀老年人,使他们感到精神愉快、心情舒畅。单位要经常联络、关心离退休的老年人。社区要及时建立离退休老年人的档案,并组织各种有益于老年人身心健康的活动。社会要对离退休老年人给予更多的关注,关心和尊重离退休老年人的生活权益,鼓励老年人提高自我护理能力,并积极参与各种家庭、社会事务活动,让老年人感到老有所用、老有所乐。

八、脑衰弱综合征

脑衰弱综合征是指由于大脑细胞的萎缩,脑功能逐渐衰退而出现的一系列临床症状。

(一)原因

1. 长期烦恼、焦虑。

2. 生活太闲,居住环境太静,与周围人群交往甚少,信息缺乏。

3. 脑动脉硬化、脑损伤后遗症、慢性酒精中毒及各种疾病引起的脑缺氧等。

(二)表现

有头痛、头晕等头部不适感觉;身体疲乏无力;记忆力下降、注意力不集中;感觉过敏,情绪不稳、易激惹、焦虑;睡眠障碍,如入睡困难、多梦易醒、早醒、睡后不能解除疲乏等现象。

(三)预防保健

1. 应当注意调节好老年人的心理状态,帮助其进行角色转换。

2. 充实老年人的生活内容,重新建立离退休后的生活作息制度,养成良好的起居、饮食等生活习惯,保证老年人的充足睡眠。

3. 加强老年人的人际交往,鼓励老年人多参加一些有益的活动,丰富其老年生活。

4. 指导老年人合理用脑,积极治疗心身疾病。

九、高楼住宅综合征

高楼住宅综合征是指因长期居住于城市的高层闭合式住宅里，很少与外界交往，也很少到户外活动，从而产生的一系列生理和心理上异常反应的一组综合征，常发生于居住高楼而深居简出的高龄老年人。高楼住宅综合征容易引起老年人肥胖、骨质疏松症、糖尿病、高血压及冠心病等疾病的发生。

（一）表现

体质虚弱、四肢无力、不易适应气候变化，性情孤僻、急躁，不爱活动，难以与人相处等。

（二）预防保健

1. 加强体育锻炼　锻炼项目可以根据自己的爱好、条件和体力进行选择。如散步、拳术、跳绳、体操等。居住高楼的老年人，每天应下楼到户外活动一两次，并保持经常性。

2. 要增加人际交往　多参加社会活动，平时左邻右舍应经常走走，串串门，聊聊天，以增加相互了解，增进友谊，这样也有利于独居高楼居室的老年人调适心理，消除孤寂感。在天气晴朗的节假日里，老年人应尽可能与儿孙们一起到附近的公园去活动，呼吸户外的新鲜空气，增加一些活动量。

> **章末小结**
>
> 本章学习重点是老年人的心理健康的概念、维护老年人心理健康的方法、老年人常见的心理问题及预防保健。学习难点是维护老年人心理健康的指导方法和焦虑、孤独、抑郁、"空巢"综合征、离退休综合征等常见心理问题的预防保健指导。在学习过程中要理解老年人的心理特点、影响因素和心理发展的主要矛盾，在此基础上，参照老年人心理健康的标准，梳理老年人常见的心理问题，结合老年人个性特点对他们进行正确的心理保健指导。通过对所学知识的应用，提升老年保健指导、关爱老年人的能力素养。

（张　钦）

 思考与练习

1. 老年人的心理有哪些特点？
2. 老年人心理健康有哪些标准？
3. 老年人心理保健有哪些方法？
4. 如何预防老年期孤独？
5. 如何预防离退休综合征？

第六章 │ 老年人家庭用药保健指导

06章 数字内容

学习目标

1. 具有尊重、关爱老年人，爱岗敬业、善于换位思考、耐心指导老年人正确用药的职业素养。
2. 掌握老年人用药能力的评估和提高老年人用药依从性的方法。
3. 熟悉老年人的用药原则、药物不良反应的观察和预防。
4. 了解老年人药物代谢特点、药效学特点及老年人用药依从性的影响因素。
5. 学会老年人用药的相关知识和技巧，能对老年人安全用药进行保健指导。

　　随着年龄的增长，老年人各脏器的组织结构和生理功能出现退行性变化，药物在体内的吸收、分布、代谢和排泄都受到影响。此外，老年人常同时患有多种疾病，治疗中应用药物品种较多，发生药物不良反应的概率也相应增加。因此，老年人的合理安全用药与保健指导就显得尤为重要。

 工作情景与任务

导入情景：

　　李爷爷，70岁，患有高血压20余年，平时喜欢吃熏肉、咸菜、辣椒等食物。长期口服抗高血压药，但经常忘记服药。今天由女儿陪同来医院复诊，血压160/95mmHg。建议其遵医嘱按时按量服药并定期复查，指导其避免吃油腻、过咸、辛辣等刺激性食物。

工作任务：

1. 评估老年人高血压的特点。
2. 对李爷爷进行安全用药保健指导。

第一节　老年人用药特点及原则

一、老年人的用药特点

老年人的用药特点是指药物代谢特点及药效学特点,机体的老化既会影响药物在体内的吸收、分布、代谢和排泄,又可影响组织中有效药物浓度维持的时间,影响药效。在老年人用药过程中,应注意评估老年人药物代谢、吸收、分布、排泄等方面的特点,为指导临床合理用药提供帮助。

(一)老年人药物代谢特点

药物代谢动力学(pharmacokinetics)是研究药物在体内的吸收、分布、代谢和排泄过程及药物浓度随时间变化规律的科学。

1. 药物的吸收　药物的吸收是指药物从给药部位进入血液循环的过程。老年人最常用的给药途径是口服,即经胃肠道吸收后进入血液循环,到达靶器官而发挥作用。因此,胃肠道功能或环境发生改变会影响药物的吸收。其影响因素包括:

(1)胃酸分泌减少:老年人胃黏膜逐渐萎缩,胃酸分泌减少,胃液 pH 升高,影响弱酸性药物的吸收。如阿司匹林在正常胃酸情况下不易解离,吸收好,但当胃酸减少时,离子化程度加大,吸收减少,药效降低。

(2)胃排空速度减慢:老年人胃部肌肉萎缩,胃蠕动减慢,影响胃排空速度,延迟了药物到达小肠的时间,影响药效,特别是对在小肠远端吸收的药物或肠溶片有较大影响。

(3)肠蠕动减慢:药物在肠道内停留时间延长,药物与肠道表面接触时间延长,吸收增加,特别是在使用吗啡及抗胆碱能药物时,可因肠蠕动减慢而增加此类药物的吸收。

(4)胃肠道和肝血流量减少:随着年龄的增长,老年人心排血量减少,导致胃肠道和肝血流量减少,使药物的吸收速度及消除减慢。

2. 药物的分布　药物的分布是指药物吸收进入血液循环后向各组织器官及体液转运的过程。药物的分布与药物的贮存、蓄积和清除有关,同时影响药物的效应。影响药物在老年人体内分布的因素主要有:

(1)机体的组成成分改变:老年人细胞内液减少,脂肪组织增加,对于一些水溶性较强的药物(如吗啡等)分布容积减小,血药浓度增加,因此副作用或毒性反应出现机会增加;相反,脂溶性较大的药物(如利多卡因、苯巴比妥、地西泮等)因组织中分布容积增大,消除慢,药物作用时间延长,容易引起蓄积中毒。

(2)血浆蛋白减少:老年人血浆蛋白含量随年龄增加而减少,导致与血浆蛋白结合率高的药物(如磺胺嘧啶、苯妥英钠、地高辛、华法林等)的游离型药物浓度增加,效应增强,易发生毒性反应。尤其是几种结合型药物联合使用时,由于不同药物对血浆蛋白结合具有竞争性置换作用,可改变其他游离型药物的作用强度和持续时间。

3. 药物的代谢 又称生物转化,是指药物在体内发生的化学变化。药物代谢的主要场所是肝脏。老年人的肝脏重量较年轻时减轻约15%,老年人肝血流量和细胞量比成年人降低40%~65%,代谢与分解能力明显降低,老年人在应用氯霉素、利多卡因、普萘洛尔等主要经肝脏代谢的药物时,应调整治疗剂量至成人量的1/2~1/3,用药时间间隔也应延长。

4. 药物的排泄 肾脏是药物排泄的重要器官。随着年龄增加,肾实质和血流量减少,肾小球滤过及肾小管分泌、重吸收功能降低,肾功能减退,造成肾脏排泄药物减少,药物消除延缓,半衰期延长,易在体内蓄积产生毒性作用。因此老年人使用经肾脏排泄的药物如地高辛、庆大霉素时,应注意减量。

(二)老年人药效学特点

药物效应动力学(pharmacodynamics)简称药效学,主要研究药物的效应、作用机制,以及剂量与效应之间的规律。老年药效学改变是指机体效应器官对药物的反应随老化而发生的改变。

1. 药物敏感性改变

(1)对中枢抑制药和镇痛药敏感性增高:由于老年人脑萎缩,脑细胞数、脑血流量减少,导致中枢神经系统功能减退,对中枢抑制药如抗抑郁药、镇静催眠药的敏感性增强,药物半衰期延长,不良反应发生率增高;由于老年人肝、肾解毒和排泄功能减退,对中枢性镇痛药如吗啡、哌替啶的敏感性增高。

(2)对心血管系统药物反应的改变:由于老年人心血管系统的结构和功能发生明显改变,对洋地黄类强心药的正性肌力敏感性降低,毒性反应敏感性增高,治疗安全范围变窄;由于老年人血压调节功能减退,使用抗高血压药、利尿药、β受体拮抗剂、亚硝酸酯类及吩噻嗪类药物时,易发生直立性低血压。

(3)其他:对胰岛素和口服降血糖药的敏感性增高,易发生低血糖反应;对抗凝血药的敏感性增高,如对肝素和口服抗凝药华法林非常敏感,一般治疗剂量可引起自发性内出血的危险,用药时须减量;由于β受体数目和亲和力下降,老年人对β_2受体激动剂(如沙丁胺醇、特布他林)的敏感性降低。

2. 药物耐受性降低

(1)多药合用耐受性明显下降:老年人单一用药或少数药物合用的耐受性较多药合用为好,如利尿药、镇静药、催眠药各一种并分别服用,耐受性较好,能各自发挥预期疗效,但若同时合用,老年人则不能耐受,易出现直立性低血压。

(2)对易引起缺氧的药物耐受性差:因为老年人呼吸系统、循环系统功能降低,应尽量避免使用影响心肺功能的药物,如哌替啶对呼吸有抑制作用,禁用于患有慢性阻塞性肺疾病、支气管哮喘、肺源性心脏病等老年患者。

(3)对排泄慢或易引起电解质失调的药物耐受性下降:由于老年人肾脏调节功能和

酸碱代偿能力较差，导致机体对排泄慢或易引起电解质失调药物的耐受性下降，故使用剂量宜小，间隔时间宜长，还应注意检查肌酐清除率。

（4）对肝脏有损害的药物耐受性下降：老年人肝功能下降，对损害肝脏的药物，如利血平、异烟肼等耐受力下降，应慎用。

（5）对胰岛素和葡萄糖耐受力降低：由于老年人耐受低血糖的能力较差，易发生低血糖昏迷。在使用胰岛素过程中，应注意识别低血糖的症状，同时也须注意将低血糖昏迷与酮症酸中毒性昏迷及非酮症性糖尿病昏迷相鉴别。

二、老年人的用药原则

WHO 将合理用药（rational use of drug）定义为："患者接受的药物适合他们的临床需要，药物的剂量符合他们个体需要，疗程足够，药价对患者及其社区最为低廉。"并建议将合理用药作为国家药物政策的组成部分之一。合理用药须体现安全、有效、经济和适当四个基本要素。由于老年人各器官的贮备功能及身体内环境调节能力衰退，对药物的耐受程度明显下降。

为了保证老年人准确、安全、有效用药，护理人员应严格把握老年人的用药原则，并指导老年人及其家属安全用药。目前，临床多参照蹇在金教授推荐的老年人用药的五大原则：

（一）受益原则

受益原则首先要求老年人用药要有明确的适应证。其次要保证用药的受益／风险＞1，即使有适应证，但用药的受益／风险＜1，也不用药，同时选择疗效确切而毒副作用小的药物。对于一些用非药物疗法可以改善症状的要首先选择非药物治疗。

（二）五种药物原则

五种药物原则是指老年人同时用药不超过 5 种，这一原则是根据用药数目与药物不良反应（adverse drug reactions，ADR）发生率的关系提出的。有资料表明，同时使用药物 5 种以下 ADR 发生率为 4%，6～10 种为 10%，11～15 种为 25%，16～20 种为 54%，用药种类越多，ADR 的发生率越高，老年人的依从性越差。因此，对患有多种疾病的老年人，不宜盲目应用多种药物，可适当使用长效制剂，以减少用药次数，用药种类以不超过 5 种为宜。

在执行 5 种药物原则时要注意：①了解药物的局限性，有些老年疾病如钙化性心脏瓣膜病无相应有效药物治疗，若用药过多，ADR 的危害反而大于疾病本身；②根据病情需要，选择主要药物治疗；③选用兼顾治疗作用的药物，如高血压合并心绞痛者，可选用 β 受体拮抗剂及钙通道阻滞药，高血压合并前列腺增生者，可用 α 受体拮抗剂；④重视非药物治疗，如轻型高血压可通过限制钠盐摄入、运动、减肥等治疗改善症状；⑤减少和控制服用补药，一般老年人不需要服用滋补药，如有需要可在医生指导下服用。

（三）小剂量原则

小剂量原则是指将老年人的用药剂量控制在最低有效剂量，以保证用药的有效性和安全性。《中华人民共和国药典》规定老年人的用药剂量为成年人的 3/4，为了安全起见，用药可从小剂量（成人剂量的 1/5～1/4）开始，用药过程中密切观察分析药物的疗效与反应，以获得更大疗效和更小副作用为准则，缓慢增量至最佳剂量。同时应根据老年人的个体差异，做到用药剂量个体化。

（四）择时原则

择时原则就是选择最佳的时间服药，即根据时间生物学和时间药理学的原理，选择最合适的用药时间进行治疗，最大限度发挥药物作用，减少毒副作用。许多疾病的发作、加重与缓解都具有昼夜节律的变化，如变异型心绞痛、脑血栓、哮喘常在夜间发病，急性心肌梗死和脑出血的发病高峰在上午；药代动力学有昼夜节律的变化，药效学也有昼夜节律变化，如胰岛素的降糖作用上午大于下午。因此，应根据疾病的发作、药代动力学、药效学的昼夜节律变化来确定最佳用药时间，以达到提高疗效和减少毒副作用的目的。老年人常用药物的最佳用药时间见表 6-1。

表 6-1　老年人常用药物的最佳用药时间

序号	药物名称	用药时间
1	抗心绞痛药	治疗变异型心绞痛主张睡前用长效钙通道阻断药，治疗劳力性心绞痛应早晨用长效硝酸盐、β受体拮抗剂及钙通道阻断药
2	降血糖药	格列本脲、格列喹酮在饭前半小时用药，二甲双胍应在饭后用药，阿卡波糖与食物同服
3	利尿药	氢氯噻嗪应在早晨用药

（五）暂停用药原则

在老年人用药期间应密切观察，一旦发生新的症状，应考虑药物不良反应（ADR）或病情进展。当怀疑老年人出现 ADR 时，要停药一段时间，病情进展时需加药，但停药受益明显多于加药受益。因此，暂时停药原则作为现代老年病学中最简单、最有效的干预措施之一，值得高度重视。

 知识拓展

老年人用药的"六先六后"原则

1. 先明确诊断，后用药。

2. 先非药物疗法，后药物疗法。

3. 先老药，后新药。

4. 先外用药,后内服药。

5. 先内服药,后注射药。

6. 先中药,后西药。

第二节　老年人家庭用药指导

随着年龄的增长,老年人记忆力减退,学习新事物的能力下降,对药物的治疗目的、用药时间、用药方法常不能正确理解,影响用药安全和药物治疗的效果。因此,指导老年人正确用药是护理人员的一项重要护理服务。

一、评估老年人的用药情况

1. 详细评估用药史　仔细询问老年人以往及现在的用药情况,包括药物名称、剂量、用法、服用时间、效果,有无药物过敏史,有无引起不良反应的药物及老年人对自身用药情况的了解程度,并建立完整的用药记录。

2. 动态监测脏器功能　详细评估老年人各脏器功能情况,如肝、肾功能的生化指标,作为判断所用药物是否合理的参考依据。长期使用药物者,建议每隔 1～2 个月复查肝、肾功能。

3. 定期评估用药能力　包括视力、听力、阅读能力、理解能力、记忆力、吞咽能力、获取药物的能力、发现不良反应的能力等。

4. 心理－社会状况　了解老年人的文化程度、饮食习惯、家庭经济状况;对当前治疗方案的了解、认知程度和满意度;家庭的支持情况;对药物有无依赖、期望、反感、恐惧及其他心理反应等。

二、提高老年人用药依从性

由于老年人自身、疾病及家庭等因素会导致用药依从性改变,不仅造成药物不良反应增加,疗效降低,甚至造成病情加重,导致医疗资源的浪费及医疗支出的增加。因此,有效的保健指导及护理干预,可提高老年人用药的依从性,从而保证药物治疗效果,减少不良反应的发生。

（一）影响老年人用药依从性的因素

1. 个体因素　包括老年人的身体状况、疾病特点及认知程度。

（1）身体状况:随着年龄增长,老年人的记忆力、听力、视力明显衰退,日常生活自理能力下降,容易在用药期间出现少服、漏服、误服药物等情况。

（2）疾病特点:当老年人所患疾病的病程较短或过长时,也会影响其用药依从性,有研究表明，疾病疗程短于 1 年或疗程长于 10 年的均会使依从性下降。疗程短的老年人对疾病的危害性缺乏深刻的认识，在思想上不够重视；而疗程过长的老年人又难以长期坚持，从而导致了用药依从性下降。

（3）认知程度：有些老年人的主观意识加强，对药物缺乏全面了解时，会习惯凭经验和直觉判断事物，影响了用药依从性。

2. 药物因素　包括治疗方案和药物影响。

（1）治疗方案：给药途径、给药时间、药物种类及注意事项过于复杂均容易导致老年人用药依从性下降，在所有不依从的行为中最普遍的就是使用多种药物和给药复杂。

（2）药物影响：大多数药物伴有不同程度的不良反应，当药物的不良反应明显，且给老年人造成严重不适时，用药依从性就会有所下降。此外药片大小、包装是否简洁均会影响依从性。如药片太小，不利于伴有视力障碍和手指灵活性减退的老年人服用；药片太大难以吞咽；包装过于复杂，影响老年人自主用药的持久性。

3. 家庭 - 社会因素　包括就医方式、经济条件和家庭支持系统。

（1）就医方式：城镇老年人较之农村的老年人用药依从性好，这与城镇就医便捷、医疗服务保障体系相对健全有关。

（2）经济条件：大多数老年人经济收入较低，在需长期使用价格相对昂贵的药品时，老年人常难以承受，从而无法遵医嘱用药；医保方式对用药依从性的影响也较大。

（3）家庭支持系统：和睦的家庭环境以及亲人在日常生活中对老年人服药情况的监督可有效提高用药依从性。

4. 医务人员因素　医务人员的业务水平和服务态度直接决定了老年人的用药依从性。若老年人认为医生的专业水平不高或资历尚浅，易使其对医生制定的治疗方案缺乏信任，从而影响用药依从性。另外，护理人员在发放药物时，未对老年人进行有效的用药指导，也容易导致老年人不能正确用药。

（二）提高老年人用药依从性的方法

1. 鼓励自主治疗　鼓励老年人主动参与治疗方案的讨论和制定，邀请老年人谈论对疾病的看法和感受，倾听老年人的治疗意愿，注意老年人对治疗费用的关注。在用药过程中，应关注老年人心理状况，是否存在不自觉否定疾病、忘记有病、对药物治疗有错误认识或恐惧感、不肯服药等情况，帮助解除疑虑，使老年人对治疗充满信心，有助于提高老年人用药依从性。

2. 制定简易方案　用药方案简单易行，用药指导通俗易懂，对提高老年人用药依从性的作用不可低估。

（1）用药方案力求简单易行，尽量减少服药种类次数，缩短疗程，选择适合老年人的药物剂型，统一服药时间，使老年人容易理解、记忆、实施，从而规范用药行为。

（2）以通俗易懂、简洁明了的语言或老年人能接受的方式解释用药的必要性、用量、用法、疗程、副作用和注意事项等，并附以书面说明。

（3）若经济因素是导致老年人服药依从性下降的主要原因，可考虑换用相对廉价的药物。

3. 正确使用药物　将老年人的服药行为与日常生活习惯联系起来。如将药物放在固定、易见处，使用闹铃等方法提醒老年人按时服药。可在药品外包装上以醒目的颜色和大字标明药品的剂量和用法，如"每天早晨1次，每次1颗"。教会和鼓励老年人写服药日记或病情自我观察记录。

（1）"空巢"、独居的老年人：是最容易遗忘或漏服药的人群，须重点关注。可将老年人每天需要服用的药物放置在专用的药盒内，药盒用中文标注周一至周日的早、中、晚字样，并将它放置在醒目的位置，并提醒老年人按时服用（图6-1）。促使老年人养成按时用药的习惯。

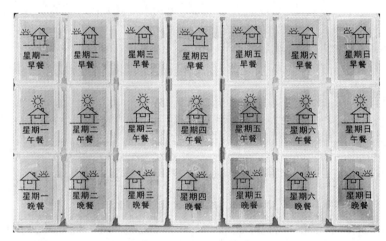

图6-1　口服药盒

（2）不能按时完成服药的老年人：由于老年人的子女工作忙，到了服药时间，不能及时提醒老年人服药，导致老年人可能出现漏服药现象。可以选用智能药盒提醒老年人按时服用。

4. 促进家庭应对　老年人的家属或照顾者应督促和协助老年人遵医嘱按时按量服药，帮助检查用药是否无误等。必要时提前帮助老年人打开药品包装或瓶盖等。

（1）生活不能自理或精神异常及不配合服药的老年人：应由家人或照顾者协助服药。每次服药时，均需确定其将药物服下后方可离开。

（2）吞咽障碍与神志不清的老年人：一般可将药物研碎后，用水溶解，通过鼻饲管给药。对神志清楚但有吞咽障碍的老年人，可将药物加工成糊状物后再协助服用。

5. 完善随访工作　老年人服药的依从性必须持续不间断地强化，因此需做好跟踪随访工作。根据老年人的不同情况采用定期的电话随访、预约上门随访等，定期检查、督促及指导，可提高老年人的服药依从性。

三、指导老年人家庭用药

（一）中药汤剂的服用指导

1. 服药时间指导

（1）常规服药时间：通常情况下中药汤剂每日服用1剂，每日2次，饭后1h服用，但不同疾病，服药的时间也有所不同。对于急、重性疾病患者，可每隔4h服药1次，以便维持药力；而慢性病患者则应在固定时间内服药，以确保体内药物浓度。不管是在饭前或饭后服药，都应有0.5~1h的间隔，以免影响药效。

（2）按疾病部位确定给药时间：《神农本草经》序录中有"病在胸膈以上者，先食后服药（即饭后服药）；病在腹以下者，先服药而后食（即饭前服药）；病在四肢血脉者，宜空腹而在旦（即清晨空腹）；病在骨髓者，宜饱满而在夜（即晚上服药）"之说，表明治疗人体的上部（头、面、肺、心、胸）等疾病的药宜饭后约半小时服用。治疗人体的中部疾病（胃、肠等）的药宜于饭后1.5h左右服用。治疗人体的下部（肝、肾、膀胱、膝）等疾病的药宜饭前空腹时服用。

（3）按不同类别药物确定时间：补药、解表、泻下、健胃等诸多药物的用药时间各有不同。

1）补益药（如人参）：一般补益药宜饭前服用，以利吸收；补阴药宜晚上一次服用，可提高疗效。

2）解表药（如麻黄汤）：发汗解表药于中午以前、阳分时间（约11时）给予，可助药力祛邪除病。

3）镇静安眠药：睡前1~2h给予。

4）泻下药（如番泻叶）：入夜睡前给予。但病情重者，不可拘泥于此，可随病情酌定给药时间。

5）润肠通便药（如麻仁丸）：空腹或半空腹服用，以利清除肠胃积滞。

6）健胃药（如补脾益肠丸）：用于开胃的药宜饭前服用；用于消食导滞的药宜饭后服用。

7）对胃有刺激的药：宜饭后服用，以缓和对胃黏膜的刺激。

8）咽喉疾患药：不拘时多次频服，缓缓咽下，使药液与病变部位充分接触，迅速奏效。

9）祛痰药：饭前服用，使药物刺激胃黏膜，间接促使支气管分泌增加，从而稀释痰液，便于排痰。

10）平喘药：在哮喘发作前2h给药，才能使药物起效制喘。

2. 服药方法指导

汤剂类药物通常温服，发汗药须热服以助药力，而清热中药最好放凉后服用。若患病在上部，则最好为慢饮；若患病在下部，则最好快速饮尽；对于治疗中毒类的药物应冷服；若患者昏迷或无法吞咽，则可通过鼻饲法给药。一般来说，有以下几种情况：

（1）解表发汗药：3～4h服一次，服后进食少量热粥以助汗出。

（2）攻下药（泻药）：服药后经过4～5h若无大便，则可继续服下第二杯药。若服药后约4h即泻出大便，达到了泻下的作用，则不必再服第二杯药。

（3）芳香开窍的丸药：须用偏凉的温开水化服。

另外还有热药冷服、寒药热服、少量频服等服药方法。应注意或根据医嘱服用，绝不可不依据病情及药性，死板地按所谓常规服药，不分外感、内伤、病情急慢，都早晚各服一次，这样往往会发生虽然药方开得符合病情，中药调剂得也好，但由于煎服的方法不对，而致无效。

（二）中药汤剂的用药禁忌

中药汤剂用药的禁忌主要分两种，即配伍禁忌、服药饮食禁忌。为确保用药的合理、安全、有效，必须对中药用药的禁忌引起重视。

1. 配伍禁忌　当复方用药时，两药相配会使药效降低或丧失，甚至产生毒性反应或副作用者，属于配伍禁忌。

（1）中药配伍禁忌：金元时期概括总结出的"十九畏"（硫黄畏朴硝、水银畏砒霜、狼毒畏密陀僧、巴豆畏牵牛、丁香畏郁金、川乌草乌畏犀角、牙硝畏三棱、官桂畏赤石脂、人参畏五灵脂）、"十八反"（甘草反甘遂、大戟、芫花、海藻；乌头反半夏、贝母、瓜蒌、白蔹、白及；藜芦反人参、沙参、丹参、苦参、玄参、细辛、芍药）属于配伍禁忌的范畴，应避免配伍应用。

（2）中西药配伍禁忌：中西药的联用，确实解决了临床治疗上很多实际问题，是单用中药或西药所难以达到的。但值得注意的是，由于配伍而发生的不良反应增大、疗效下降的现象亦属于配伍禁忌的范畴。

1）中药杏仁、桃仁、银杏不宜与西药的麻醉药、镇静药、安眠药、抗精神病药等同服，以免因呼吸中枢的过度抑制而发生危险，甚至引起死亡。

2）牛黄解毒片不能与四环素类药物同服，因其与四环素形成难溶性的络合物，导致吸收减少，药效下降。

2. 服药饮食禁忌　是指服药期间对某些食物的禁忌，又简称食忌或忌口，主要为避免服药时的干扰因素，从而确保药效。

（1）一般禁忌：《本草经集注》中提到，服药不可多食生葫荽及蒜、鸡、生菜，又不可诸滑物果实等，又不可多食肥猪、犬肉、油腻、肥羹、鱼鲙、腥臊等物。指出了在服药期间，一般应忌食生冷、油腻、腥膻、有刺激性的食物。此外，根据病情的不同，饮食禁忌也有区别，如热性病应忌食辛辣、油腻、煎炸性食物；寒性病应忌食生冷食物、清凉饮料等。

（2）常见疾病禁忌

1）肝病不宜吸烟饮酒，特别是慢性肝病患者，饮酒后酒精在肝内代谢，增加肝的耗氧量，会引起肝出现缺氧性坏死；不宜进食过多甜食和辛辣刺激性食品；不宜进食含纤维较多的食品及产气多的食品,如芹菜、韭菜、黄豆芽、红薯、干豆类、汽水、萝卜。

2）有腹水者,不宜摄入过多的食盐。

3）高血脂、高胆固醇血症患者应忌食肥肉、脂肪、动物内脏及烟、酒等。

4）高血压、心脑血管等疾病患者应忌食胡椒、辣椒、大蒜、白酒等辛热助阳之品。

5）胃肠炎、脾胃虚弱者应忌食油炸、黏腻、寒冷、固硬、不易消化的食物。

6）肾病水肿患者应忌食盐过多的和过于酸辣的刺激性食品。

7）疮疡、皮肤病或有过敏史者,应忌食鱼、虾、蟹、鹅肉等异种蛋白物及辛辣刺激性食品。

8）糖尿病患者应少食含糖高及含淀粉高的食品。

（3）搭配禁忌:甘草、黄连、桔梗、乌梅忌猪肉;鳖甲忌苋菜;常山忌葱;地黄、何首乌忌葱、蒜、萝卜;丹参、茯苓、茯神忌醋;土茯苓、使君子忌茶;薄荷忌蟹肉及蜂蜜反生葱、柿反蟹等,也应作为服药禁忌。

（三）口服西药的用药指导

由于药物的剂型、剂量、药效学和药动学的差异,导致药物服用时间和方法均影响口服药物的疗效,因此正确掌握口服药物的使用方法很重要。

1. 服药时间指导 常见药物见表6-2。

表6-2 常用药物服用时间

序号	药物种类	服药时间
1	胃肠动力药,解痉药,健胃、护胃药,抗高血压药,肠溶片,滋补药等	空腹或餐前
2	利胆药,保肝药,非甾体抗炎药,减肥药	餐中
3	刺激性药物,H_1-R阻断药,铁剂,化痰平喘药	餐后
4	降脂药,平喘药,催眠药,钙剂,抗酸药,缓泻剂,有嗜睡副作用的药物	傍晚或睡前

（1）空腹或餐前服用的药物

1）消化系统药物:胃肠促动药如多潘立酮、甲氧氯普胺等;胃肠解痉药如溴丙胺太林、颠茄合剂;苦味健胃药,宜餐前10min服用,以利增加胃液分泌和刺激食欲;胃黏膜保护剂硫糖铝、胶体果胶铋等,餐前30min服用,以使药物充分作用于胃壁。大黄苏打、丙谷胺、奥美拉唑等均需餐前服用。

2）抗高血压约:如卡托普利口服吸收受食物影响,空腹服用可吸收60%～70%,餐后服用仅吸收30%～40%,故建议餐前1h服用。美托洛尔、盐酸阿罗洛尔空腹服用后能较快缓解心悸等症状。血管紧张素转换酶抑制剂培哚普利空腹服用疗效好。

3）抗菌药：抗菌药中多数药物的吸收受食物影响，空腹服用生物利用度高。如阿莫西林、头孢克洛、克拉霉素、四环素类、罗红霉素、氟喹诺酮类等空腹服用可迅速进入小肠，有利于吸收；若用于治疗胃炎时，可直接与胃黏膜接触，杀死幽门螺杆菌，加速溃疡的愈合和减少溃疡的复发。

4）降血糖药：见表6-1。

5）肠溶片：肠溶片均需空腹服用，以使药物快速进入肠道崩解吸收。

6）其他药物：治疗骨质疏松药物（双膦酸盐类药物如依替膦酸二钠、羟乙膦酸钠、阿仑膦酸钠等）需两餐间服用，因为食物影响这类药物的吸收，药物对胃肠道又有刺激作用，所以半空腹时服用，效果最好，副作用最小。大部分中成药如中药丸剂，为使其较快通过胃肠，不为食物所阻，宜饭前服用。滋补类药物如人参、蜂乳等早晨空腹服用有利于人体迅速吸收和充分利用。

（2）餐中服用的药物

1）利胆药、保肝药等与食物同服，能及时发挥药效，同时油类食物也有助于药物的吸收。

2）非甾体抗炎药如吲哚美辛、舒林酸等与食物同服可减轻胃肠道反应。

3）其他：如伊曲康唑等，与食物同服可增加药物生物利用度，进食引起胃酸分泌，而酸性环境有利于吸收。

（3）餐后服用的药物

1）刺激性药物：如阿司匹林、萘普生等，对胃肠道黏膜有刺激、有损伤，易引起胃肠道反应；H_1 受体阻断药如异丙嗪、苯海拉明、特非那定等；铁剂补血药如葡萄糖酸亚铁、硫酸亚铁、富马酸亚铁等；化痰平喘药如氨溴索、氯化铵、氨茶碱等，另外呋喃类药物、小檗碱均需餐后服用。此外，老年人在服用液体铁剂补血药时，需提醒老年人用吸管吸入，以防止牙齿被染黑。

2）抗酸药：如复发氢氧化铝片、铝碳酸镁等，由于进食可引起胃酸分泌增多，故需餐后服用。

3）其他：如普萘洛尔、苯妥英钠、螺内酯、氢氯噻嗪、维生素 B_2、呋喃妥因等，餐后服用可使药物生物利用度增加。

（4）清晨服用的药物

1）抗高血压药：根据人体血压生理波动的特点，人的血压于夜间睡眠中下降，晨起升高。为了控制清晨高血压，防止心脑血管事件发生，通常主张长效抗高血压药晨起即服，如氨氯地平等。

2）降血糖药：一日服用1次的降血糖药，如格列吡嗪控释片、格列美脲宜在早餐前或早餐时服用。

3）盐类泻剂：如硫酸镁等，应在清晨服用，多饮水，服后 4～5h（即在白天）发挥导泻作用。

4）强心药：心脏病患者对洋地黄、地高辛等药物，在凌晨时最为敏感，此时服药，疗效倍增。服用强心药前需测量脉搏，若脉率低于60次/min或节律异常，应停服，防止发生中毒。

5）其他：糖皮质激素、利尿剂、抗抑郁药如氟西汀、左甲状腺素钠等，均宜早上服用。

（5）傍晚或睡前服用的药物

1）他汀类降脂药：人体内的胆固醇主要在夜间合成，因此，晚上给药比白天给药更有效，故该类药物如辛伐他汀、普伐他汀等需在傍晚服用。

2）平喘药：夜里12时至凌晨2时，是哮喘患者对乙酰胆碱及组胺反应最敏感的时间，为预防和减轻哮喘的发作，抗哮喘药如茶碱缓释片、班布特罗、丙卡特罗等宜在睡前服用一次。

3）催眠药：起效快的催眠药如水合氯醛，需临睡前服用，起效较慢的催眠药如苯二氮䓬类，需睡前半小时服用。

4）抗酸药：如雷尼替丁、西咪替丁、法莫替丁等在用于治疗胃、十二指肠溃疡时，除白天服药外，常于睡前服一次，因胃酸的分泌具有昼少夜多的规律，这样可控制整夜的胃酸分泌。

5）钙剂：人体内血钙水平在午夜至清晨最低。故临睡时服用补钙药可使钙得到充分的利用。

6）缓泻剂：治疗便秘的温和泻药如比沙可啶、酚酞、液体石蜡等，服药后8～10h见效，均需在睡前半小时服用。次日早晨排便，符合人体的生理习惯，对老年人睡眠的影响较小。

7）其他：如硫酸亚铁类铁剂在晚上7时服用比早上7时服用的血药浓度增加1～4倍；哌唑嗪、特拉唑嗪等有首剂现象，表现为严重的直立性低血压，因此，首次用药必须在睡时取半卧位服用；有嗜睡副作用的药物如马来酸氯苯那敏、酮替芬等需在睡前半小时服用。另外，如驱虫类药物、选择性钙通道阻断药氟桂利嗪等均需睡前服用。

2. 服药方法指导

（1）顿服法：顿服法指病情需要一次性服药。某些疾病如肾病综合征、顽固性支气管哮喘，需长期服用糖皮质激素来控制病情，宜采用顿服法，即将每日的总量在每晨8时一次顿服。抗结核药的疗效主要取决于血液中的高峰浓度，故将一天的剂量改为每晨一次口服，效果更好。

（2）舌下含服：某些药物舌下含服的效果较好，如抗心绞痛药物硝酸甘油、硝酸异山梨酯等，因舌下含服可直接通过口腔黏膜下的小血管吸收，显效快，无首过效应。甘草片、四季润喉片等含在口中，对止咳、咽峡炎的疗效比整片吞下好。

（3）需与抗酸剂分开服用的药物（相隔1～2h）

1）肠溶片：因为抗酸剂可改变胃内的pH，使肠溶衣提前分解。

2）四环素类和氟喹诺酮类药物：抗酸剂可使四环素类药物吸收降低。氟喹诺酮类药物可与抗酸剂中的铝、镁、钙等金属离子形成复合物而失效。

3）胃黏膜保护剂：这类药物需在酸性条件下才能与胃黏膜表面的黏蛋白络合形成一层保护膜，抗酸剂可减低其药理作用。

（4）整片吞服的药物

1）肠溶片：包肠衣可遮盖药物的特殊气味，避免药物被胃液或其他消化液破坏，减少胃刺激。因此，肠溶片不能嚼碎服，如奥美拉唑、己酮可可碱、奥沙普嗪、阿司匹林等肠溶片。

2）缓、控释制剂：该类制剂是用特殊的材料，经特殊的工艺制成的，若嚼碎服用则无法达到缓控释药物的作用，如拜新同、芬必得、舒敏、德巴金等。

3）对局部黏膜有刺激性的、味苦的及具有局麻作用的药物如吉诺通、普罗帕酮、大蒜素、苯丙哌林等。

3. 服药饮水指导

（1）常规饮水量：一般以白开水为佳，饮水量以300ml左右为宜。一般患者服药前，应先饮一口水湿润咽喉部。服药时合理的饮水量，可以增加胃的排空速度。大多数药物在小肠吸收，胃的排空速度提高后，药物就可以更快地到达肠部，能冲淡食物和胃酸对药物的破坏。服用胶囊尤其应注意合理的饮水量，否则胶囊剂易黏附在胃壁上，导致局部药物浓度过高，刺激胃黏膜。

（2）缓饮或不饮水：有些药物具有特殊的起效方式，要尽可能地缓饮、少饮或不饮水为宜，否则会降低药效，如硫糖铝和氢氧化铝凝胶是治疗胃溃疡的常用药物，服用后在胃内变成无数不溶解的细小颗粒使胃黏膜免于胃酸侵蚀，服用这类药物时，如果多饮水，覆盖在受损胃黏膜的药物颗粒就会减少，作用明显降低。口服止咳糖浆类药物后，药物覆盖在发炎的咽部表面，形成保护膜，如果立即饮水就会将药物稀释，降低对咽部黏膜的安抚作用，影响药物疗效。

（3）多饮水：多数解热镇痛药对胃有一定的刺激，需多饮水稀释其在消化道的浓度；患者服药退热后，因大量出汗造成水和电解质丢失，大量饮用温盐水可补充水分和电解质，还有助于协同降温。肾是药物排泄的主要器官之一，特别是服用磺胺类药物时，必须多饮水，稀释其在尿液中的浓度，并防止其在肾小管中结晶而堵塞肾小管，保护肾脏功能。

4. 药物保管指导　老年人家中都会存放一些治疗药物和备用药物，为了保证用药的安全性和依从性，社区医护人员应指导老年人及其家属定期检查药物，合理保存，经常清理和更换。

（1）检查药物标签：检查标签上注明的内容是否与所装药物一致，以免错服。此外，如果标签模糊，应禁忌使用，以免由于服错药物而导致不良后果。

（2）检查药物有效期：注意检查药物的有效期，及时丢弃过期药物，以免误服。此外，有些药物即使在有效期内，但放置时间过长，也会影响药效，如硝酸甘油性质极不稳定，一般至少3个月更换一次。

（3）检查药物质量：药物需放置在干燥、通风、避免阳光直射处。若保存方法不当，会导致药物变质，如维生素C应该是白色药片，但如果未避光保存，就会变质而显深黄色，不能服用。

（4）检查药物包装：检查包装有无破损，瓶盖是否旋紧。尤其是片剂药物，若包装破损，长时间与空气接触，会导致药物潮解、风化而变性。

（四）不良反应的观察预防

老年人药物不良反应发生率高，所在社区的医护人员，应经常对老年人及其家属进行有效指导，教会老年人及其家属密切观察和预防药物的不良反应，以提高用药安全。

1. 观察药物不良反应　要注意观察老年人用药后可能出现的不良反应，及时处理。如对使用抗高血压药的老年人，要注意提醒其站立、起床时动作要缓慢，避免发生直立性低血压。

2. 注意药物矛盾反应　老年人在用药后容易出现药物矛盾反应，即用药后出现与疗效相反的特殊不良反应。如用硝苯地平治疗心绞痛有可能会加重心绞痛，甚至诱发心律失常。因此，用药后要细心观察，一旦出现不良反应要及时停药、就诊、保留剩余药物，根据医嘱改用其他药物。

3. 采用治疗最低剂量　老年人用药一般从成年人剂量的1/4开始，逐渐增加至最低治疗量，同时注意个体差异，治疗过程中要注意观察，发现不良反应，及时就医。

4. 选用合适药物剂型　对吞咽困难的老年人不宜选用片剂或胶囊，宜选用液体剂型，如冲剂、口服液等。胃肠功能不稳定的老年人不宜服用缓释剂，因为胃肠功能的改变易影响缓释药物的吸收。

5. 优选用药方法时间　根据老年人的用药能力与生活习惯，给药方式尽量简单，当口服药物与注射药物疗效相似时，宜选用口服给药。在安排用药时间和用药间隔时，应结合药物半衰期与老年人的作息时间，确保有效血药浓度的前提下，不影响老年人的休息与饮食。

6. 避免药物相互作用　有些老年人患有多种慢性疾病，常需多种药物联合应用，此时应注意其是否存在配伍禁忌、药物毒性有无相加，尽可能避免药物不良反应的发生，如地高辛与利血平合用可导致严重心动过缓易诱发异位节律。因此，老年人用药宜视病情轻重缓急先后论治，用药种类尽量简单，这样有利于增加老年人用药的依从性，减少潜在的药物不良反应。

7. 定期监测血药浓度　许多药物的疗效和不良反应与血药浓度相关的程度明显大于与药物剂量相关的程度。因此，在老年人使用某些药物的过程中须定期监测血药浓度，同时考虑老年人药代动力学的特点，因人施药，减少用药的盲目性，以达到最佳的治疗效果和最小的不良反应。

本章学习重点是老年人用药能力的评估和提高老年人家庭用药依从性。学习难点是对老年人安全用药进行保健指导。在学习中要注意结合老年人的具体情况，理解老年人的用药特点和用药原则，学会及时发现和预防药物的不良反应，并耐心指导老年人安全用药，提高运用相关知识和技巧解决问题的能力。

（邓翠莲）

 思考与练习

1. 老年人用药原则有哪些？
2. 提高老年人用药依从性的方法有哪些？
3. 如何指导老年人正确服用中药汤剂和西药？
4. 简述老年人服药不良反应的观察和预防的保健措施。
5. 影响老年人用药依从性的因素有哪些？

第七章 │ 老年人中医养生保健

07章 数字内容

1. 具有爱心和责任心，爱岗敬业，对老年人健康问题能够真诚关怀、耐心指导，提供帮助；弘扬、传承祖国优秀中医传统文化和技能，护佑老年人的健康。
2. 掌握常见老年人中医养生保健的方法。
3. 熟悉常见中医养生保健穴位。
4. 了解老年人中医养生保健的基本知识。
5. 学会运用中医适宜技术、精益求精、耐心指导老年人对常见病进行中医养生保健。

中医养生保健在老年保健中占有重要的地位。科学的养生观认为，一个人要想达到健康长寿的目的，必须进行全面的养生保健。而中医养生保健是在中医理论指导下，通过对生活起居、情志调护、食疗药膳、养生功法等整体综合措施，对人体身心进行全面科学的保健，达到防病、祛病、健康长寿的目的。

 工作情景与任务

导入情景：

王奶奶，女，72岁。于2020年12月3日入院，12月1日外出遇风寒感冒后，未及时就医。入院时患者发热，T 38.9℃，P 98次/min，R 22次/min，BP 164/96mmHg。主诉：头痛，腰背酸痛，无汗，食欲减退，面色淡红，语气低微，精神萎靡，全身乏力。

工作任务：

老年人素体虚弱，易感风寒，应如何从中医养生保健方面制定老年人的健康指导方案，以增强老年人抵御外邪的能力。

第一节　中医养生保健的基本知识

一、概　念

1. 养生与保健的概念　养生是中医学特有的概念，古人亦称之为摄生、道生、卫生、保生等，偏重老年养生者则称为寿老、寿亲、寿世。养生、摄生，即保养生命、调摄生命，是指根据生命发展的规律，主要通过自我调摄的手段，采取能够颐养身心、预防疾病、增进健康的方法、技术所进行的各种保健活动。

"保健"为医学专用术语，是近代西方医学传入后才有的，指集体和个人所采取的医疗预防和卫生防疫相结合的综合措施。

养生与保健，从个体保健角度来说，两者的含义基本一致，所以当代中医一般称其为"中医养生"或"中医养生保健"。养生与保健是人类为了自身更好地生存和发展，根据生命过程的客观规律，有意识进行的一切物质和精神的身心养护活动。这种行为活动应贯穿于出生前、出生后，病前(预防)、病中(防病情变化)、病后(防复发)的全过程。

2. 中医养生学的概念　中医养生学是在中医学理论的指导下，探索和研究人类生命生长发育、寿夭衰老的成因、机制、规律，阐明如何颐养身心、预防疾病，以达到增进健康、延年益寿目的的理论和方法的综合实用性学科。其体现了"以人为本"的理念，适应现代疾病谱和医学模式的改变，而且符合卫生健康服务前移的要求，能够促使精神修养与社会和谐发展。

二、中医养生保健的特点

1. 独特完善的养生理论体系　中医养生保健理论，根植于中医学理论，是以"天人相应""形神合一"的整体观念为出发点，去认识人体生命活动及其与自然、社会的关系。特别强调人与自然环境、社会环境的协调统一，心理与生理的协调一致，讲究体内气化升降浮沉，并用阴阳五行哲学、脏腑经络理论来阐述人体生理病理、生老病死的规律。把精、气、神作为人体三大宝，作为养生保健的核心，进而确定指导养生保健的诸原则，提出必须"法于阴阳，和于术数，食饮有节，起居有常，不妄作劳，形神并养"，形成独特完善的养生理论体系。

2. 和谐中和的养生保健宗旨　人与自然是一个整体，人体内部亦是一个整体，健康就是平衡。因此养生保健的根本宗旨就是人与自然要和谐中和，人体内部亦要和谐中和，务使体内外阴阳平衡，中正平和，则可健康长寿。

3. 综合多法的辨证养生方法　中医养生方法众多，有着广泛的群众基础，如太极拳早已风靡海内外；药酒、药茶、膏方、药膳及针灸、中药、气功等养生方法，已经受到国内外养生爱好者的高度重视并广泛使用。

4. 贯穿一生的全面养生实训　人的健康长寿，非一朝一夕就能完成。养生不仅仅是中老年时期的事，而是要自妊娠于母体之始，直至耄耋老年，每个年龄阶段都要采用不同的养生方法，同时必须持之以恒，坚持不懈。养生保健强调其是全生命周期的事情，要伴随人的一生一世、一言一行，老年人更要重视、践行、坚持养生之道。

三、中医养生保健的基本观念

1. 生命观　生命观是人对生命长期观察、思考所形成的观点。中医养生保健学的生命观是对生命存在性质、生命活动特点的基本认识和看法，包括生命的物质观和运动变化观两方面。生命的物质观指精、气、神是构成生命的基本要素，精是物质基础，气是动力，神为主宰，三者协调统一，共同维持正常生命状态。生命的运动变化观指生命是天地运动的产物，生命在不断地变化。

2. 寿夭观　古人认为"上寿百二十年，中寿百岁，下寿八十"，能享尽"天年"，自然衰老而死称为"寿"，不及"天年"，早衰而死称为"夭"。现实中能享尽"天年"者为少数，因此探索"夭"的原因成为养生学的重要课题。中医养生保健学认为其原因有先天禀赋、后天因素两类，前者是人体寿夭的决定性因素，包括体质说和命门元气说；后者是决定寿夭的重要因素，包括地理环境、社会因素、行为因素、疾病损伤等方面。

3. 和谐观　"和"是中国传统文化哲学的核心理念和根本精神，中医养生保健学吸纳了传统"和"的思想并加以发挥，形成了养生学的和谐观念，认为人与外环境是一个和合通应的整体，包括人与自然、人与社会、人体内部相互协调适应。养身保健的目标即达到人、社会、自然之间和顺融洽的状态。

4. 权衡观　"权衡"原指秤砣(权)和秤杆(衡)，中医用这种度量物体重量的方法形象地比喻人与自然的调节过程。"权衡观"作为一种基本的理论观点，认为世间万物存在的理想状态是一种相对稳定的动态平衡，而人体的这种理想状态通过自动调节而实现，人与自然的平衡状态是通过阴阳的对立制约、互根互用、消长转化和五行的生克制化、亢害承制实现的。

5. 健康观　养生以保持健康、延年益寿为目的，因此正确的养生观是一切养生活动的基础。健康观即人们对健康的认识，包括对健康状态的认识，对维持和促进健康的综合认识两个方面。中医养生保健学认为健康状态包括形体健康、心理健康、社会适应良好和道德健康四个方面。

四、中医养生保健的基本原则

1. 天人相应，和调阴阳　"天人相应"是《黄帝内经》的基本学术思想，是中医养生保健的精髓。"和调阴阳"是中医学养生保健、治疗疾病、康复功能的总则。中医养生保健从阴阳对立统一、相互依存的观点出发,认为脏腑经络、气血津液等都必须保持相对稳定和调,才能维持"阴平阳秘"的正常生理状态,从而保证机体的健康。

2. 形神共养,养神为先　基于形与神的密切关系,中医养生保健形成了"形神共养"的养生原则。形神共养,既要注意形体的保养,还要注意精神情志的摄养,使得形体健壮,精力充沛、情志畅达,两者相辅相成,相得益彰,从而使身体和精神都得到均衡统一的发展。

3. 调养脏腑,首重脾肾　中医学认为具有生命活力的人体是以五脏六腑尤其是五脏为中心的有机整体。脏腑功能协调则身体健康、少生疾病,往往长寿;脏腑功能失调则身体虚衰、经常生病,常常早夭。故养生保健应保持脏腑功能的协调,调养脏腑,因此亦是一个重要的养生保健原则。另外,因为脾为后天之本、肾为先天之本,脾肾二脏在生命活动过程中所起的作用特别重要,所以调养脏腑,必须首重脾肾两脏。

4. 畅通经络,和调气血　经络是气血运行的通道。中医学认为只有经络通畅,气血才能营运于全身;只有经络通畅,才能使内外相通、阴阳交贯、脏腑相通,从而养脏腑、生气血、布津液、御精神,以确保生命活动顺利进行,新陈代谢旺盛。所以说,经络通畅、气血和调与生命活动息息相关,畅通经络、和调气血,因此成为中医养生保健的重要法则,贯穿于各种养生保健方法之中。

5. 扶正祛邪,扶正为主　扶正祛邪既是中医临床的重要治则,亦是中医养生保健的重要原则。扶正祛邪,重在扶正,"扶正"就是扶助正气,即增强体质、提高机体适应环境以及抗邪与康复能力。"祛邪"就是祛除邪气,即祛除各种致病因素以及消解病邪的侵害、抑制亢奋有余的病理反应。扶助正气,是强身健体、预防疾病以及治疗疾病、恢复功能的重要原则。中医养生保健特别重视扶助、保养人体正气,正气强,体质强,机体协调内外环境的能力强,能保持内外平衡,达到健康的状态。

6. 杂合调养,辨证使用　是指由于养生保健的各种方法、技术均具有不同的适用范围和特色优势,因此将这些方法、技术杂合,发挥各自的优势,辨证地用于养生保健的实训之中,可取得最好的效果。对养生保健而言,要杂合养生,适应自我。

第二节　中医养生保健常用方法

中医养生保健在中医理论指导下,通过对情志调护、生活起居、运动、食疗药膳、养生功法等整体综合措施,对人体身心进行全面科学的保健,达到防病、祛病、健康长寿的目的。

一、精神情志养生法

精神情志养生是在中医养生基本观念、基本原则的指导下,通过主动调摄,维护和增强人的精神心理健康，达到形神的高度统一，是用于养生防病、增进健康、延缓衰老的一种养生方法。

中医认为，精神情志是在脏腑气血的基础上产生的，为人体生理活动的表现之一，正常的精神情志可促进人体的健康，而精神情志失调则直接影响脏腑气血的功能，损害健康，引起疾病，减损寿命。当代人类社会普遍存在的多发病和流行病，常与精神因素有关，故中医养生保健非常重视精神情志的调摄，精神情志养生也成为中医养生的重要内容。

（一）调养精神

历代养生家都把调养精神作为养生延寿之大法、防病治病之良方，"养生贵乎养神"，不懂得养神之重要，单靠饮食营养、药物滋补难以达到健康长寿的目的。由于人的精神情志活动是在"心神"的主导作用下，脏腑功能活动与外界环境相适应的综合反应。因此，调养精神必然涉及多方面的问题，分意志坚强、思想清净和精神乐观三个方面。

1. 意志坚强　正确的精神调养，必须要有正确的人生观。只有对生活充满信心，有目标有追求的人，才能很好地进行道德风貌的修养和精神情志的调摄，更好地促进身心健康。老年人既要不畏老，又要不服老，要心胸开阔、情绪稳定、老而志坚、热爱生活，做到老有所学、老有所为，充实丰富自我，尽量为社会多作贡献，通过"所学""所为"而达到"所乐"，从而使内心感到无愧于一生的快乐，这种思想对健康长寿非常有益。

2. 思想清净　"清净"一般是指思想清净，即心神之静。心神不用、不动固然属静，但动而不妄，用之不过，专而不乱，同样属于"静"。神清气净而无杂念，可达真气、正气内存，心宁神安、精神安定的目的。养生保健提倡的思想清静就是指思想专一，排除杂念，不见异思迁，不想入非非，思想安定，专心致志地从事自己的工作、学习和生活。

思想清净养生具体包括三种方法。首先是少私寡欲，若能减少私心、欲望，从实际情况出发，节制对私欲和对名利的奢望，可减轻不必要的思想负担，使人变得心地坦然、心情舒畅，从而促进身心健康；其次是养心敛思，从养生保健角度而言，神贵凝而恶乱，思贵敛而恶散，因此敛思凝神是保持思想清静的良方；再次是抑目静耳，眼睛与耳朵是接受外界刺激的主要器官，目清耳静，则神气内守而心不劳，若目驰耳躁，则神气烦劳而心忧不宁。

3. 精神乐观　包括性格开朗和情绪乐观，是人体健康长寿的重要因素之一。

（二）调摄情志

历代养生家都非常重视情志对健康与长寿的影响，其程度与情志刺激的强度和时间有关。调摄情志的具体方法虽多种多样但归纳起来可分为节制法、疏泄法、转移法和情志制约法四类。

1. 节制法　是通过调和、节制情绪，以防七情过激，从而达到脏腑气血平衡的调摄情志方法。

（1）遇事戒怒：制怒之法，首先是以理制怒，即以理性克服感情上的冲动，在日常工作和生活中，虽遇可怒之事，但思其不良后果，即可理智地控制自己过激之情绪，使情绪反应"发之于情、止之于理";其次是提醒制怒,可在自己的床头或案头写上"制怒""息怒""遇事戒怒"等警语,以此作为自己的生活信条,随时提醒自己,也可收到良好效果;最后是怒后反省,每次发怒之后,反思反省,吸取教训,减少发怒的次数,逐渐养成遇事不怒的习惯。

(2)宠辱不惊:任何情绪的过分激动都不利于健康,要善于自我调节情感,以便养神治身。对外界事物的刺激,既要有所感受,又要思想安定、七情平和、辨明轻重、保持安和的处世态度和稳定的精神状态。

2. 疏泄法　指把积聚、压抑在心中的不良情志、情绪,通过适当的方式宣泄出来,以尽快恢复人体平衡状态的调摄情志方法。疏泄法的具体做法可采取直接发泄和疏导宣散两种方式。

(1)直接发泄:即用直接的方法把自己心中的不良情志、情绪发泄出去。譬如当遇到不幸,悲痛万分时,不妨大哭一场;遭逢挫折,心情压抑时,可以通过急促、强烈、粗犷、无拘无束地喊叫、奔跑等方式,将内心的郁积发泄出来,从而使精神、情志状态恢复平衡。

采用本法,应学会用正当的途径和渠道来发泄和排遣,绝不可采用不理智的冲动性的行为方式,否则,非但无益,反而会带来新的烦恼,引起更严重的不良情绪与情志改变。

(2)疏导宣泄:是借助于别人的疏导,将自己闷在心里的郁闷情志、情绪宣泄出来。如广交朋友、互相尊重、互相帮助,遇到情志、情绪不佳时,通过与他人交谈,诉说不满、排遣郁闷,以克服不良情绪。运用本法,需注意选择正确的倾诉对象,才能畅所欲言,并获得同情和安慰,否则就有可能造成新的状况而使不良情绪加重。

3. 转移法　亦称移情法,即通过一定的方法和措施改变人的思想焦点,或改变其周围环境,使其脱离不良刺激,从情感纠葛中解放出来或转移到另外事物上去的调摄情志的方法。其本质是转移老年人的精神、情志,以起到调整气机、精神内守的作用。转移法具体可采取升华超脱、移情易性和运动移情三种方法。

(1)升华超脱:升华是用顽强的意志战胜不良情志、情绪的干扰,用理智战胜生活中的不幸,并把理智和情感化作行为的动力,投身于积极的工作和丰富的生活中去,以工作和生活的成绩来冲淡感情上的痛苦,寄托自己的情思。超脱,即超然,是指思想上把事情看得淡一些,行动上脱离导致不良情绪的环境。

在心情不快、痛苦不解时,可以到环境优美的公园或视野开阔的海滨、远山漫步散心,可驱除心中的烦恼,产生豁达明朗的心境。如果条件许可,还可以做短期旅游,把自己置身于绮丽多彩的自然美景之中,可使精神愉快,气机舒畅,忘却忧烦,寄托情怀,美化心灵。

(2)移情易性:移情,即排遣情思,改变内心情绪的指向性。易性,即改易心志,尽快排除内心杂念和抑郁,改变不良的情志、情绪。

移情易性是中医调摄情志方法的重要内容之一,其具体方法很多,可根据不同人的情志、环境和条件等,采取不同措施,灵活运用。古人早就认识到琴棋书画具有影响人的情感、转移情志、陶冶性情的作用。情绪不佳时,听听适宜的音乐,观赏一场幽默的相声或喜剧,可使苦闷顿消,精神振奋。如对愤怒者,要疏散其怒气;对悲痛者,要使其脱离产生悲痛的环境与气氛;对屈辱者,要增强其自尊心;对痴情者,要冲淡其思念的缠绵等等。

(3)运动移情:运动不仅可以增强生命的活力,而且还能改善不良情志、情绪,使人精神愉快。因为运动可以有效地把不良情绪的能量发散出去,调整机体平衡,当情绪苦闷、烦恼,或情绪激动与别人争吵时,最好的方法是转移注意力,参加体育锻炼。运动移情可以通过打球、散步、登山、太极拳、太极剑、五禽戏、易筋经等运动来实现。

4. 情志制约法　即"以情胜情"的调摄情志方法,具体有五脏情志制约法和阴阳情志制约法。

(1)五脏情志制约法:即运用情志所属五脏五行相互制约的关系,以调节情志、恢复脏腑气血平衡的调摄情志的方法。《素问·阴阳应象大论》指出:"怒伤肝,悲胜怒;喜伤心,恐胜喜;思伤脾,怒胜思;忧伤肺,喜胜忧;恐伤肾,思胜恐。"这是中医学通过精神因素与形体内脏、情志之间及生理病理上相互影响的辩证关系,根据"以偏救偏"的原理,创立的"以情胜情"的独特调摄情志方法。在运用"以情胜情"方法时,要注意情志刺激的总强度应超过或胜过致病的情志因素,可采用突然的强大刺激,亦可采用持续不断地强化刺激,总之后者要适当超过前者,否则就难以达到预期的"以情胜情"目的。

(2)阴阳情志制约法:即运用情志之间阴阳属性的对立制约关系,以调节情志、恢复脏腑气血平衡的调摄情志方法。人类的情志活动相当复杂,往往多种情感互相交错,有时很难明确区分其五脏所主及五行属性。然而,情志活动常可用阴阳属性加以区分。七情过激引出的气机异常,具有两极倾向的特点。根据阴阳分类,人的多种多样的情志、情绪,皆可配合成对,如喜与悲、喜与怒、怒与恐、惊与思、喜与恶、爱与恨等。同时,性质彼此相反的情志,对人体阴阳气血的影响也正好相反。因而相反的情志之间,可以互相调节控制,使阴阳平衡、脏腑气血复常。喜可胜悲,悲也可胜喜;喜可胜恐,恐也可胜喜;怒可胜恐,恐也可胜怒等等。总之,应采用使之产生有针对性的情志变化的刺激方法,通过相反的情志变动,以调整人体气机,从而起到调摄情志的作用。

"情志制约法"实际上是一种整体气机的调整方法,只要掌握情志对于气机运行影响的特点,采用相应的方法即可,切不可机械刻板、千篇一律地照搬。倘若单纯拘泥于五行相生相克而滥用情志制约法,有可能增加新的不良刺激。因此,只有掌握其精神实质,方法运用得当,才能真正起到调摄情志、精神养生的作用。

二、生活起居养生法

生活起居养生,主要指对日常生活进行科学、合理的安排,以达到祛病强身、益寿延年的养生方法。从广义上来讲,包含的内容很多,如衣食住行、站立坐卧、苦乐劳逸等,本章介绍其中的作息、着装、房事、二便养生的基本方法。

（一）作息规律

作息规律主要是指个体在起居作息和日常生活的相关各方面要有一定的规律，并合乎自然界的变化和人体的生理常度。古代养生家认为，人们的健康状况好坏、寿命长短与能否合理安排生活起居作息有着密切的关系，如《素问·上古天真论》即谓："食饮有节，起居有常，不妄作劳，故能形与神俱，而尽终其天年，度百岁乃去"。可见，自古以来，我国人民就非常重视生活起居作息对人体的保健作用。作息规律要做到起居有常、劳逸适度。

（二）着装适体

古今养生学家认为，服装需着装适体，着装禁过窄忌过宽，并提出顺应四时：春穿纱，夏着绸，秋天穿呢绒，冬装是棉毛，衣服应随四季与天气变化而增减穿脱。老年人衣着卫生的原则为方便、实用、整洁、舒适、美观。

1. 款式宽松得体　老年人由于肌腱松弛，动作幅度小，行动迟缓，衣服过紧、过小就会感到穿脱不便。要求衣服式样要宽松，方便穿脱，不妨碍活动及便于变换体位。裤子最好采用松紧带，便于老年人穿脱，忌腰带过紧。

2. 料质轻暖柔软　衣料的质地应较为松软、轻便，以利于全身气血流畅，以棉、麻和丝绸等天然织物及浅色调为宜。内衣用柔软、吸水性强、透气性良好、不刺激皮肤的棉制品，外衣随季节不同而各取所适。

3. 鞋袜得体舒适　老年人宜选柔软、吸汗、合适的布鞋，袜子宜选既透气又吸汗的棉线袜，忌紧口袜。

（三）房事有度

房事，又称房室，指性生活。性生活是人类的一种本能，是人类生活的重要内容之一。房事有度，即性生活要遵守一定的法度，也就是根据人体的生理特点和生命的规律，采取有节制的健康性行为，以防病保健，提高生活质量，从而达到健康长寿的目的。

（四）二便通畅

大小二便是人体排除代谢废物的主要形式。二便正常与否，直接影响到人体脏腑气机的运行。所以，养成良好的二便卫生习惯，对健康长寿具有重要意义。

大便排泄的正常与否反映的是机体脏腑功能是否正常，脾胃之气是否健旺。保持大便通畅，是保证人体健康长寿的重要内容。大便经常秘结不畅，可致浊气上扰，气机逆乱，脏腑功能失调，产生或诱发多种疾病，如头痛、牙痛、肛门直肠疾患、肠癌、冠心病、原发性高血压、脑血管意外等都与便秘有关。

小便虽是水液代谢后排出的糟粕，却与肺、脾、肾、膀胱等脏腑的关系密切，尤其与肾脏的关系特别密切。五脏为人体生命活动的基础，肾脏是人体生命活动的根基，是"先天之本"，所以小便排泄的正常与否反映了机体脏腑功能是否正常，肾气是否健旺。保持小便清洁、通利，是保证健康长寿的重要内容。

三、饮食药膳养生法

饮食药膳养生法，是在中医学及其养生保健理论、原则的指导下，通过合理地摄取饮食，将食物或食物与药物配伍制成具有养生作用的特殊膳食，用于养生保健，进而维护健康、延年益寿的一种养生方法。饮食药膳养生法，包括饮食养生与药膳养生两方面。

（一）饮食养生

饮食营养为人体生理功能、生命活动所必需，而饮食不当会损伤脾胃，不仅易于引起脾胃病、胃肠病，而且因为脾胃的损伤常会引起正气不足、体质下降，进而影响健康、减损寿命，所以饮食养生是中医养生保健的重要内容。具体包括以下三方面。

1. 食饮有节，食温适度

（1）食饮有节：《黄帝内经》明确指出养生保健要"食饮有节"，世界卫生组织提倡的适当节制饮食是最为简便易行的养生之道。"节"有节制、节律等含义，因此"食饮有节"，一是饮食有节制、不可过饱、过饥，即饮食定量；二是饮食有节律、按时进食，即饮食定时。

（2）食温适度：食温应该适宜人体的温度，具体包括以下两方面：一是寒温适宜，既无太热亦无太凉，不会影响、破坏机体的阴阳平衡，可确保身体阴阳和调；二是热无灼灼，寒无沧沧，《灵枢·师传》指出："食饮者，热无灼灼，寒无沧沧。寒温中适，故气将持，乃不至邪僻也。"孙思邈《千金翼方·养性》注曰："热无灼唇，冷无冰齿。"即进食热的食物，以不感觉烫唇舌为宜；进食冷的食物，以不感觉冰牙齿为度。

2. 合理搭配，调和食性　《素问·脏气法时论》指出："五谷为养，五果为助，五畜为益，五菜为充，气味合而服之，以补益精气。"是说人们的日常饮食，通过谷物粮食（五谷）的保养，干鲜果品（五果）的助养，动物食物（五畜）的益养，蔬菜（五菜）的充养，同时要"寒、热、温、凉"四气（性质）与"酸、苦、甘、辛、咸"五味（味道）合和之后再来食用。如此，才能补益人体的精气血营养，达到维持生命活动以及增强体质、减少疾病、延年益寿的养生目的。

3. 进食保健，食后养生

（1）进食保健：进食阶段的保健关系到饮食营养能否更好地被人体消化吸收，对维护健康、养生保健、延年益寿非常重要，故应予以足够重视。首先进食宜缓，即进食时应该细嚼慢咽、从容缓和；其次食宜专心，即在吃饭时应该专心致志、一心一意地进食；再次进食宜乐，古有"食后不可便怒，怒后不可便食"之说。因此，在进食前后，均应注意保持愉快的情绪，力戒忧愁恼怒，以避免其危害人体健康。

（2）食后养生：孙思邈在《千金翼方》中指出："平旦点心饭后，以热手摩腹，出门庭五六十步，消息之。"比较全面地阐述了进食之后的养生保健。食后养生宜常做食后摩腹、散步等调理。

1）食后摩腹：进食之后，取坐位或仰卧位，搓热双手，两手重叠置于腹部，先用掌心绕脐沿顺时针方向由小圈到大圈转摩 20～30 次，再逆时针方向由大圈到小圈绕脐转摩 20～30 次。食后摩腹不仅可以促进胃肠蠕动，而且还能增进腹腔及其胃肠道血液循环，可防止胃肠消化功能失调，辅助治疗消化不良、胃肠功能紊乱、慢性胃肠炎等胃肠疾病。

2）食后散步：进食之后，不宜不活动，也不宜活动过量过早。食后宜做一些从容和缓的活动，如散步以及慢走或擦擦桌子、扫扫地、洗碗等家务劳动，有益于健康。食后即卧会影响胃肠、脾胃功能，使饮食停滞，食后即行又会使血液流于四肢而影响脾胃消化吸收功能。

3）食后漱口：进食之后，口腔内容易残留一些食物残渣，若不及时清除，存留过久往往会引起口臭，或发生龋齿、牙周病。食后经常漱口可使口腔保持清洁、牙齿坚固，并能有效防止口腔疾病。

（二）药膳养生

药膳是在中医学理论指导下，由食物或食物与药物相配伍构成，采用传统制作工艺或现代加工技术制成的特殊膳食。它色、香、味、形俱佳，既能满足人们果腹及对美味食品享受的要求，又有养生、治疗、康复等作用。中医药膳具有注重整体、强调辨证施膳、防治兼宜，重在保养脾胃，老人儿童尤宜的特点，所以药膳技术在老年人群养生保健中广泛应用。

1. 强身养生药膳　具有强身增力功效，适用于体质素虚或病后体虚之人，以及某些亚健康人群的调理。此类药膳常通过益气、补血、温阳、滋阴而达到强身健体、养生保健的调理作用。常用的药膳有以下 5 种：

（1）补气药膳：如选用人参、粳米等制成的人参粳米粥等。

（2）补血药膳：如选用枸杞子、红枣、猪肝等制成的枸杞猪肝汤等。

（3）补阳药膳：如选用杜仲、猪肾等制成的杜仲炒腰花等。

（4）补阴药膳：如选用麦冬、百合、秋梨、冰糖等制成的养生秋梨膏等。

（5）补气血药膳：如选用糯米、薏米、莲子、红枣、桂圆肉、枸杞子、核桃仁、青梅丝等制成的八宝饭等。

2. 益寿养生药膳　具有延年益寿功效，适用于年老体弱者的调理。此类药膳常通过补气、补血、补脾、补肾等而达到健康长寿的目的。如选用生地黄、党参、茯苓、蜂蜜等制成的琼玉膏，选用人参、山药、枸杞子、白酒等制成的长生固本酒，选用黄芪、人参、粳米等制成的补虚正气粥等。

 知识窗

药性、食性与养生保健

中医学使用食材、药材养生保健与治疗疾病、恢复功能，讲究药材或食材的四气五味、升降沉浮、归经和毒性（食物无毒性）等。

1. 四气　指药材或食材的寒、热、温、凉四种性质。

2. 五味　指药材或食材的酸、苦、甘、辛、咸五种味道。

3. 升降沉浮　指药材或食材对人体气机或升浮或降沉的不同趋向作用。

4. 归经　归有归属的含义，经指经络。归经即药材或食材对人体脏腑、经络的特殊亲和作用。

5. 毒性　一般指药物的寒热温凉、升降沉浮等偏性，亦指对人体有毒副作用的药物。而食物对人体应无毒性。

四、运动养生法

运动养生法，又称传统健身术、传统健身功法，是指运用传统运动健身方式进行锻炼，即通过活动形体、调节气息、静心宁神、畅达经络、疏通气血、和调脏腑，以增强体质、益寿延年的养生方法。常用运动养生的方法有：劳动锻炼、散步、五禽戏、八段锦、易筋经、太极拳、气功等。

1. 劳动锻炼　指体力劳动。恩格斯指出："劳动创造了人本身。"具有正常劳动能力的年轻人固然要劳动，老年人也应时常小劳，这才符合养生之道。劳动能够舒展筋骨、流畅气血、调剂精神、强身健体。

2. 散步　散步是最简单易行的运动方法，"步主筋，步则筋舒而四肢健"。饭后"缓行数百步，散其气以输其食，则磨胃而易腐化"；闲暇"散步所以养其神"；睡前散步"是以动求静"，有助于入睡。散步时安闲自如，行不言语。散步要贵在坚持、适量，这才是达到养生效果的保证。

3. 五禽戏　属于古代导引术，为动功之一，通过模仿虎、鹿、熊、猿和鸟五种动物的动作和神态，整体、系统、长期地运动锻炼，具有养精神、调气血、益脏腑、通经络、活筋骨、利关节的作用，因此属于养生保健、延年益寿的养生功法。

五禽戏具体功法为虎举、虎扑、鹿抵、鹿奔、熊运、熊晃、猿提、猿摘、鸟伸、鸟飞。五禽戏不同动作的要求各异，意守的部位亦不同。在练习时要掌握要领，方可达到养生保健的功效。

4. 八段锦　属于古代导引法的一种，为动功之一，通过形体活动的舒展筋骨、疏通经络及形体与呼吸协调运动起到行气活血、周流营卫、斡旋气机的作用，具有柔筋健骨、行气活血、养气壮力、协调脏腑功能的功效，属于养生保健、延年益寿的养生功法。

清代光绪初期曾有七言歌诀对八段锦的动作和功效加以总结，其内容如下：两手托天理三焦，左右开弓似射雕，调理脾胃须单举，五劳七伤往后瞧，摇头摆尾去心火，两手攀足固肾腰，攒拳怒目增气力，背后七颠百病消。

练功时要掌握要领，首先做到呼吸均匀，即采用自然、平稳的腹式呼吸；其次要意守丹田即精神放松，意念专注，注意力集中于脐部；再次要柔刚结合也就是全身放松，用力轻缓,切不可机械、僵硬。

5. 易筋经　属于古代导引术,为动功之一。原是仿效劳动人民春谷、载运、进仓、收囤等各种农活姿势并演化出来的一套以动形为主的锻炼方法,通过伸腰踢腿动作,整体具有畅通血脉、滑利筋骨、缓解劳倦的功效,长期锻炼能改善脏腑功能、畅通周身血脉、增强肌肉力量,可使内外俱壮,属于养生保健、延年益寿的养生功法。

6. 太极拳　是一种精神意念、呼吸锻炼、形体动作密切结合的运动,"以意领气,以气运身",用精神意念指挥身体的活动,用呼吸运动协调动作,融武术、导引于一体,是"内外合一"的内功拳、养生保健的健身术,属于传统健身术的动功。由于太极拳将意念、气息、形体结合成一体,使人之精神、气血、脏腑、筋骨均得到濡养和锻炼,可达"阴平阳秘"的平衡状态,具有有病治病、无病养生的保健作用,因此属于养生保健、延年益寿的功法。

练功时要做到精神安定,以意导气;呼吸均匀,气沉丹田;含胸拔背,身体放松;以腰为轴,中正直立;全身协调,浑然一体;连绵自如,轻柔自然。

五、针灸按摩养生法

针灸、按摩是中医学的重要组成部分,其不仅是中医治疗的重要手段,也是中医养生学中的重要措施和方法。利用针灸、按摩进行养生保健,是中医养生学的特色之一。

针灸和按摩是两类不同的操作方法,它们各具特点,但都是通过作用于体表的腧穴或特定部位,以激发、调节经络及穴位经气,起到疏通经络、协调阴阳、扶正祛邪和调节脏腑的作用,从而实现养生保健的目的。

（一）针灸养生常用方法

1. 针刺养生法　是选用毫针刺激一定的穴位,运用迎、随、补、泻等手法以激发经气,促使人体新陈代谢功能旺盛,达到强壮身体、益寿延年目的的养生方法。

针刺养生可选用单穴,也可选数穴为一组进行。单纯增强机体某一种功能,可选单穴,以突出效果;欲调理整体功能,可选一组穴位,以增强效应。针刺养生施针宜和缓,刺激宜适中,得气即可,时间不宜过长。老年人施针时,更应谨慎小心。身体虚弱者,不宜针刺;饥饿、酒醉、大怒、受凉、过度劳累时不宜针刺。常用针刺保健穴位有足三里、曲池等。

（1）足三里

【取穴】　外膝眼下3寸(同身寸),胫骨外侧1横指处(图7-1)。

【作用】　健运脾胃,补中益气,增强体质,延年益寿。为强壮要穴。

【针法】　垂直刺激,持续1~3min,针感以向四周扩散或向足背扩散为宜。手法宜轻捷。

（2）曲池

【取穴】　肘横纹外侧端与肱骨外上髁之中点处,屈肘取之(图7-2)。

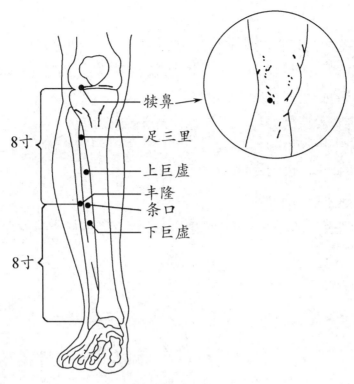

图 7-1　足三里

【作用】　祛风解表,调和营血,降泄逆气,强壮明目。用于预防老年人视力减退,巩固牙齿,调整血压,并有预防感冒等作用。

【针法】　垂直或微斜向上肢远端刺激,持续 1～3min。针感以向上肢远端扩散为主,刺激强度宜适中。

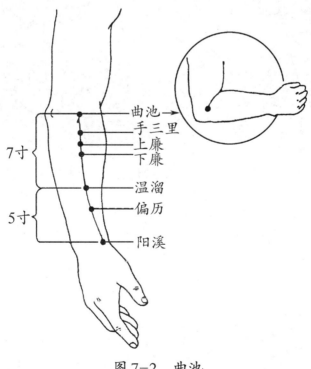

图 7-2　曲池

（3）三阴交

【取穴】 内踝尖直上3寸,胫骨后缘处(图7-3)。

【作用】 健脾益肾,疏肝调经。本穴对增进腹腔脏器尤其是生殖系统健康有较重要的作用,用于防治男性之性功能障碍、妇女之经带疾病。

【针法】 垂直刺激,持续1~3min,针感以局部酸胀为宜。

（4）关元

【取穴】 腹正中线上,脐下3寸处(图7-4)。

【作用】 强身健体。为保健要穴。

【针法】 垂直刺激,持续1~3min,针感以如线状向会阴部放射为宜。

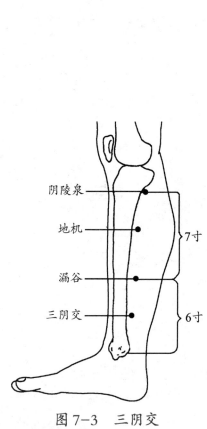

图7-3 三阴交

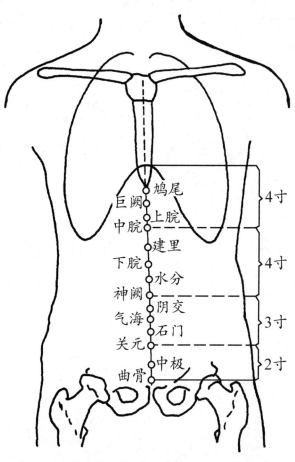

图7-4 关元、气海、中极、中脘、神阙

（5）气海

【取穴】 腹正中线上,脐下1.5寸处(图7-4)。

【作用】 培补元气,固益肾精。为防病强身要穴。

【针法】 垂直刺激,持续1~3min,针感以如线状向会阴部放射为宜。

（6）中极

【取穴】 腹正中线上,脐下4寸处(图7-4)。

【作用】 益肾兴阳,通经止带。用于预防妇产科病症及防治男性性功能紊乱。

【针法】 垂直刺激，持续1～3min，针感以如线状向会阴部放射为宜。

（7）脾俞

【取穴】 第十一胸椎棘突下旁开1.5寸处（图7-5）。

【作用】 调理脾气，运化水谷，和营统血。用于预防脾胃疾患及强壮身体。

【针法】 垂直刺激或从旁边1cm处向穴位处刺激，持续1～3min，针感以局部酸胀或向肋间放射为宜。

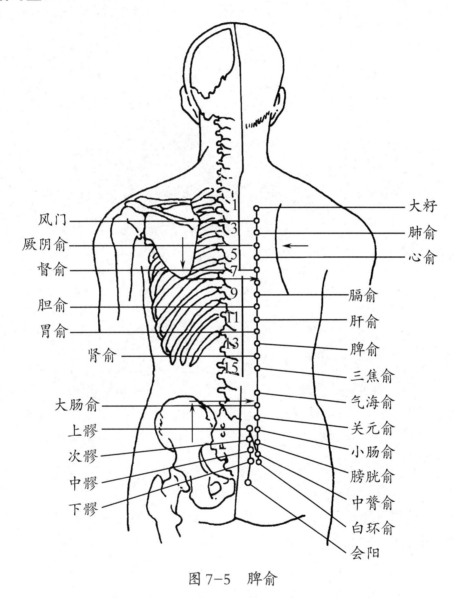

风门
厥阴俞
督俞
胆俞
胃俞
肾俞
大肠俞
上髎
次髎
中髎
下髎

大籽
肺俞
心俞
膈俞
肝俞
脾俞
三焦俞
气海俞
关元俞
小肠俞
膀胱俞
中膂俞
白环俞
会阳

图7-5 脾俞

（8）内关

【取穴】 腕横纹正中直上2寸处，伸臂仰掌，两筋间取之（图7-6）。

【作用】 宁心通络，调血和营。本穴有明显的改善冠状动脉循环、调整心脏功能、调节血脂代谢的作用，为预防冠心病的要穴。

【针法】 垂直或微向肩部方向刺激，持续1～3min，针感以局部酸胀或向肩部放射为宜。

（9）神门

【取穴】 腕掌侧横纹尺侧端，尺侧腕屈肌腱的桡侧凹陷处（图7-7）。

【作用】 宁心安神，疏经通络。本穴有调整心脏功能、调治神志病的作用。

【针法】 垂直刺激，持续1～3min，针感以局部酸胀或向指端放射为宜。

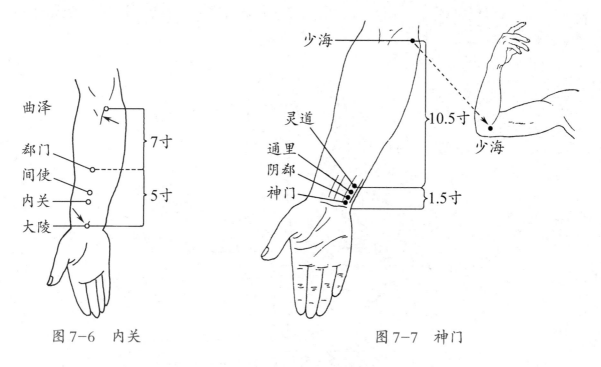

图7-6 内关　　　　　　　　　　　　图7-7 神门

2. 艾灸养生法　是选用艾条或艾炷在身体某些特定穴位上施灸，达到调和气血、温通经络、煦养脏腑、益寿延年目的的养生方法。

艾灸养生多为艾条灸，有直接灸、间接灸和悬灸等方式。根据施灸者体质情况及所需养生要求选好穴位，将点燃的艾条或艾炷对准穴位，使局部感到温和的热力，以感觉温热舒适并能耐受为度。一般情况下可以先灸上部，后灸下部，先背后腹，先头身后四肢，但在特殊情况下，可以灵活运用。

艾灸时间一般为3～5min，长到10～15min。养生艾灸时间可略短，病后康复施灸时间可略长，春、夏二季，施灸时间宜短，秋、冬宜长。四肢、胸部施灸时间宜短，腹部、背部宜长。老年人施灸时间宜短。

施灸后局部皮肤仅有微红灼热现象者，较快消失，无须处理；如因施灸过重，皮肤出现小水疱者，注意不擦破，可任其自愈；如水疱较大者，可用消毒针刺破放出水液，并防止感染；如有化脓现象，要保持清洁，可用敷料保护灸疮，待其吸收愈合。常用艾灸保健穴位包括足三里、神阙等。

（1）足三里

【取穴】 同针刺养生法（见图7-1）。

【作用】 预防卒中、冠心病及流感等传染病。

【灸法】 麦粒至黄豆大艾炷灸，3～9壮。艾条灸，每次15～20min。

（2）神阙

【取穴】 脐窝正中处（见图7-4）。

【作用】 温阳救逆，利水固脱。为保健要穴。现代用于调节肠胃功能、提高免疫力、延缓衰老、预防卒中。

【灸法】 黄豆至枣核大艾炷隔盐灸，5～30壮。艾条灸，每次15～20min。

（3）膏肓

【取穴】 第四胸椎棘突下，旁开3寸处（图7-8）。

【作用】 健脾益胃，培补肾元。为防病延年的要穴。

【灸法】 黄豆大艾炷灸，3～7壮。艾条灸，温和灸，每次15～20min。

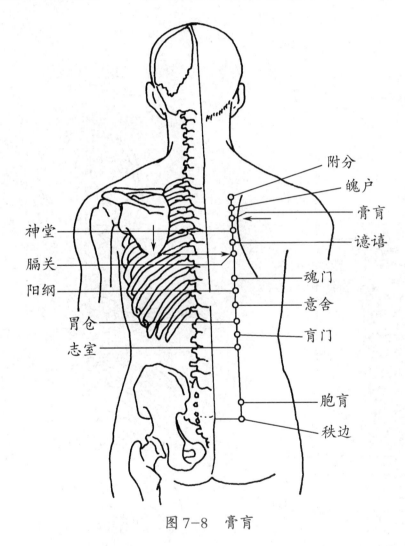

图7-8 膏肓

（4）中脘

【取穴】 腹正中线上，脐上4寸处。仰卧，在胸骨剑突至脐心连线中点取之（见图7-4）。

【作用】 调理脾胃，增强食欲。为防病健身要穴。

【灸法】 黄豆大艾炷灸，3～7壮。艾条灸，温和灸，每次15～20min。

（5）涌泉

【取穴】　足底中线之前、中 1/3 处。脚趾跷曲，在前脚掌中心凹陷处取穴（图 7-9）。

【作用】　补肾壮阳。有增强体质和延年益寿的作用。

【灸法】　艾条灸，温和灸，每次 10～20min。

（6）肾俞

【取穴】　第二腰椎棘突下旁开 1.5 寸，即命门穴旁开 1.5 寸（见图 7-5）。

【作用】　调肾强腰，聪耳明目。有保健抗老的作用。

【灸法】　艾条灸，温和灸，每次 15～20min。

（7）大椎

【取穴】　后正中线上，第七颈椎棘突下。俯首时，当项后隆起最高处下缘凹陷中即为该穴（图 7-10）。

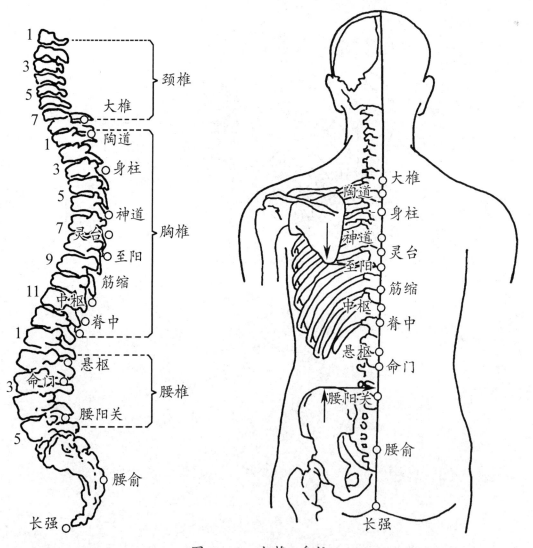

图 7-9　涌泉

图 7-10　大椎、身柱

132

【作用】　清热解表,截疟止痛。现代用于预防各类急性传染病及慢性支气管炎、哮喘的发作和药物的毒副作用。

【灸法】　艾条灸,温和灸,每次 15～30min。

（8）身柱

【取穴】　背部,第二胸椎棘突下(图 7-10)。

【作用】　宣肺清热,宁神镇咳。用于预防疲劳与药物毒副作用等。

【灸法】　麦粒大艾炷灸,3～7 壮。艾条灸,温和灸,每次 15～20min。

（9）百会

【取穴】　头顶,前发际正中直上 5 寸;或两耳间连线中点处(图 7-11)。

【作用】　苏厥开窍,升阳固脱。本穴是多经交会之处,百病皆治。

【灸法】　艾条灸,温和灸,每次 15～20min。

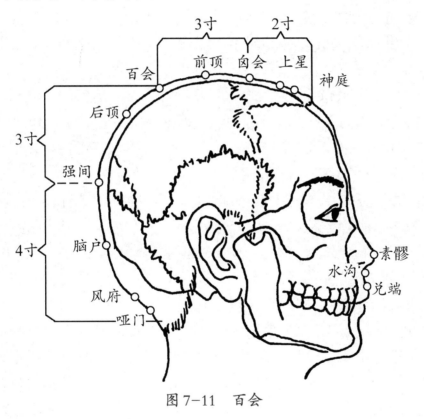

图 7-11　百会

（二）按摩养生保健法

按摩养生法是运用手和手指的技巧、按摩人体一定部位或穴位,配合特定肢体活动,疏通气血,平衡阴阳,调节人体生理、病理状况,达到防病治病目的的一种养生保健方法。

按摩养生方法简便易行、安全可靠,历来受到养生专家的普遍重视,并被作为强身健体、益寿延年的方法,成为深受广大民众喜爱的养生保健手段。常用按摩手法有按法、摩法、推法等。

1. 按法　以拇指或掌根等在人体一定的部位或穴位上逐渐向下用力按压,按而留之。适用于全身各部位,按法又分指按法、掌按法、屈肘按法等,不同的方法适合人体不同的部位。按法常与揉法结合应用,组成按揉复合手法,具有放松肌肉、开通闭塞、活血止痛的作用。

2. 摩法　以掌面或指面附着于人体穴位表面,以腕关节连同前臂做顺时针或逆时针环形有节律的摩动,多用于胸腹、胁肋部。又分为指摩法、掌摩法、掌根摩法等,具有宽胸理气、健脾和胃、增强食欲的作用。

3. 推法　以指、掌、拳或肘部着力体表一定部位或经络穴位上,做单方向的直线或弧线推动。推法多用于人体头面部、颈部及肢体远端,可分为指推法、掌推法、拳推法、肘推法等,具有活血通络、解痉止痛、散瘀消肿的作用。

4. 拿法　捏而提起谓之拿,是用大拇指和其余手指置于人体一定部位或穴位上,做对称用力,一松一紧地拿按。多用于颈项、肩部、四肢等部位或穴位,且常作为按摩的结束手法使用。拿法具有祛风散寒、疏经通络、开窍止痛等作用。

5. 揉法　用手指螺纹面或掌面附于人体穴位上,做轻而缓和的回旋揉动。适用于全身各部,又分为指揉法、鱼际揉法、掌根揉法等。揉法具有宽胸理气、消积导滞、活血化瘀、消肿止痛的作用。

6. 擦法　用手掌的大鱼际、掌根或小鱼际附着在人体一定部位,进行直接来回摩擦,使之产生一定热量。具有益气养血、活血通络、祛风除湿、温经散寒的作用。

7. 点法　以指端或关节突起部着力一定的施术部位或穴位,持续进行点压。具有开通闭塞、活血止痛、调节脏腑功能等作用。

8. 击法　用拳背、掌根、掌侧小鱼际、指尖或用桑枝棒叩击人体体表。击法可分为拳击法、掌击法、小鱼际击法(又称侧击法)、指尖击法与棒击法等。其中拳击法常用于腰背部,掌击法常用于头顶、腰臀及四肢部,侧击法常用于腰背及四肢部,指尖击法常用于头面、胸腹部,棒击法常用于头顶、腰背及四肢部。击法具有疏经通络、调和气血的作用。

9. 搓法　用双手的掌面或掌侧挟住人体一定部位,相对用力做快速搓揉,同时做上下往返移动。此法适用于四肢及胁肋部。具有调和气血、疏通经络、放松肌肉等作用。

10. 捻法　以一手的拇指和示指捏住人体另一手的手指,做对称用力捻动,适用于手指、手背及足趾。捻法具有理经通络、滑利关节的作用。

11. 掐法　用拇指或示指指甲在人体一定穴位上反复掐按,常与揉法配合使用。掐法具有疏通经脉、镇静、安神、开窍的作用。

12. 抖法　用双手握住人体上肢或下肢远端,用微力做连续的小幅度的上下连续颤动,使关节有松动感,常与搓法合用,作为结束手法使用。抖法具有疏通经络、滑利关节的作用。

六、其他养生法

主要包括拔罐法、刮痧法、耳穴贴压法、贴敷法等。这些技术具有操作简便、疗效确切、成本低廉、老年人易接受等特点,满足了老年人对健康的需求,顺应了社会发展的需要。

1. 拔罐疗法 是一种以罐为工具,借助热力排除罐内空气,造成负压,使之吸附于腧穴或应拔部位的体表而产生刺激,使局部皮肤充血,以达到防治疾病目的的方法。

【临床应用】 本法具有通经活络、行气活血、消肿止痛、祛风散寒等作用,其适用范围广泛,如风湿痹痛、各种神经麻痹、腹痛、背腰痛、痛经、头痛、感冒、咳嗽、哮喘、消化不良、胃脘痛、眩晕、丹毒、红丝疔、毒蛇咬伤、疮疡初起未溃等。

【物品准备】 常用的罐具有竹罐、陶罐、玻璃罐、抽气罐等(图7-12)。

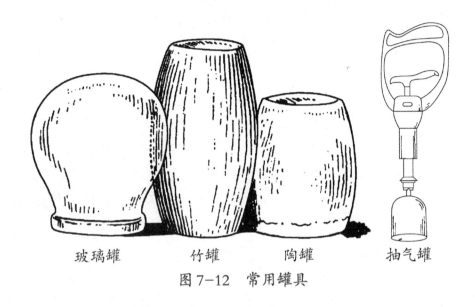

玻璃罐　　　　竹罐　　　　陶罐　　　　抽气罐
图7-12 常用罐具

【操作方法】 利用燃烧时火焰的热力,排去空气,使罐内形成负压,借以将罐吸附在皮肤上。具体操作方法有闪火法和投火法两种。

(1)闪火法:用镊子或止血钳夹住95%的酒精棉球,点燃后在罐内绕一圈后,立即退出,然后速将罐扣在施术部位。

(2)投火法:将酒精棉球或纸片点燃后投入罐内,迅速将罐扣在施术部位。

【注意事项】

(1)拔罐时,要选择适当体位和肌肉丰满的部位。体位不当、移动或骨骼凹凸不平、毛发较多的部位均不适宜。

(2)拔罐时,要根据所拔部位的面积大小而选择大小适宜的罐。操作时必须迅速,才能使罐拔紧,吸附有力。

(3)用火罐时应注意勿灼伤或烫伤皮肤。若烫伤或留罐时间太长而皮肤起水疱时,小疱无须处理,仅敷以无菌纱布,防止擦破即可。水疱较大时,用无菌针刺破水疱放出水液,涂以消毒液,或用无菌纱布包裹,以防感染。

(4)皮肤有过敏、溃疡、水肿和大血管分布部位,不宜拔罐。高热抽搐者腹部、腰骶部不宜拔罐。

(5)起罐时,手法要轻缓,以一手抵住罐边皮肤,按压一下,使空气进入罐内,即可将罐取下,切不可硬行上提或旋转提拔,以防拉伤皮肤。

2. 刮痧疗法　是采用边缘光滑的器具如刮痧板(多用水牛角、黄牛角制成)、铜钱、硬币、陶瓷片、小汤匙等物,蘸植物油或清水在体表部位从上到下、从内到外进行反复刮动,使局部皮下出现细小的出血斑点,状如砂粒,以促进全身气血流畅,邪气外透于表,从而达到防治疾病的一种治疗方法。

【临床应用】　本法临床应用范围较为广泛。过去主要用于痧证,现已扩展用于呼吸系统和消化系统等疾病,如中暑、伤暑、湿温初起、感冒、发热、咳嗽、咽喉肿痛、呕吐、腹痛、疳积、伤食、头痛、头晕、小腿痉挛、汗出不畅、风湿痹痛等。

【物品准备】　取边缘光滑、没有缺损的铜钱、硬币或瓷汤匙一个。准备小碗或酒盅一只,盛少许植物油或清水。

【操作方法】

(1)刮痧部位:主要在背部,有时亦可在颈部、前胸、四肢。

(2)刮痧方法:先暴露刮痧部位,施术者用右手持拿刮痧工具,蘸取植物油或清水后,在确定的体表部位,轻轻向下顺刮或从内向外反复刮动,逐渐加重用力,刮时要沿同一方向刮,力量要求柔和均匀,应用腕力,一般刮10~20次,以出现紫色红斑点或斑块为度。一般要求先刮颈项部,再刮脊椎两侧,然后再刮胸部及四肢。刮背时,应向脊柱两侧,沿肋间隙呈弧线由内向外刮,每次8~10条,每条长6~15cm。

【注意事项】

(1)室内空气要流通,但应注意保暖,勿使老年人感受风寒。

(2)体位要根据病情而定,一般有仰卧、俯卧、仰靠、俯靠等,以舒适为度。

(3)凡刮治部位的皮肤有溃烂、损伤、炎症等,均不宜采用本法。

(4)掌握好刮痧手法轻重,由上而下顺刮,并时时蘸植物油或清水保持肌肤润滑,不能干刮,以免刮伤皮肤。

(5)刮痧时应密切观察,若有不适,应暂停刮痧,必要时送医院诊治。

(6)刮完后,应擦净油渍或水渍,让老年人休息片刻。并嘱忌食生冷、油腻、刺激食品。

(7)刮痧时间一般20min左右,或以老年人能耐受为度。

3. 耳穴贴压法　是用胶布将药豆或磁珠准确地粘贴于耳穴处(图7-13),给予适度揉、按、捏、压,使其产生热、麻、胀、痛等刺激感应,以达到治疗目的的一种外治疗法。

【临床应用】　本法适用于多种疾症,如胆石症、胆囊炎、腹痛、痛经、颈椎病、失眠、高血压、眩晕、便秘、哮喘、尿潴留等。

【物品准备】　治疗盘、药豆(如王不留行籽等)或磁珠、皮肤消毒液、棉签、镊子、探棒、胶布、弯盘等。

【操作方法】　进行耳穴探查,找出阳性反应点,并结合病情,确定主、辅穴位。皮肤消毒后,左手手指托持耳郭,右手用镊子夹取割好的方块胶布,中心粘上准备好的药豆或磁珠,对准穴位紧贴压其上,并轻轻揉按1~2min。每次以贴压5~7穴为宜,每日按压3~5次,隔1~3d换1次,两组穴位交替贴压。两耳交替或同时贴用。

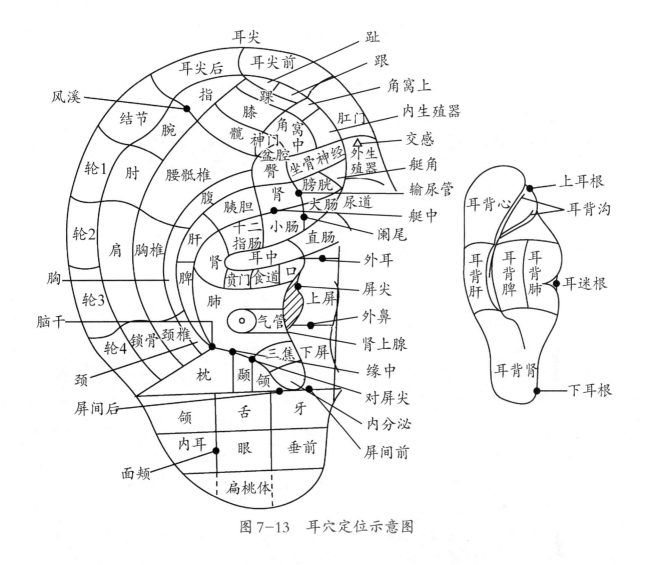

图7-13 耳穴定位示意图

【注意事项】

（1）贴压耳穴应注意防水，以免脱落。

（2）夏天易出汗，贴压耳穴不宜过多，时间不宜过长，以防胶布潮湿或皮肤感染。

（3）耳郭皮肤有炎症或冻伤者不宜采用。

（4）对过度饥饿、疲劳、精神高度紧张、年老体弱者按压宜轻，急性疼痛性病症的老年人宜重手法强刺激。

（5）根据不同病症采用相应的体位，如胆石症取右侧卧位，泌尿系结石取病变在上方的侧卧位等。

第三节　老年人常见健康问题的中医养生保健方法

老年人慢性病症多因调摄失宜致元气衰退、形神皆虚、气血不足、五脏亏损，抗病能力和自我调节能力以及适应外界环境的能力下降。这类疾病多在慢性衰老的基础上发生，一旦患病，脏腑功能难以恢复。因此，老年病症应侧重使用既能治又能养的调养性康复保健措施,且需要摄养于无疾之先。所以中医康复保健对老年人来说尤为重要。

一、老年高血压的中医保健

中医学认为,老年高血压与"肝""肾"两脏有关,体质的阴阳偏盛或偏衰、气化失调是发病的内在因素,患病日久,阴损及阳,可致阴阳两虚。一般来说,病早期多为肝阳偏盛,中期属肝肾阴虚,晚期多为阴阳两虚。中医无高血压之病名,根据高血压主要症状可归之于中医"头痛""眩晕""卒中"等范畴。老年原发性高血压,根据中医辨证论治,中医保健方法甚多且颇有疗效。

1. 艾灸保健

【取穴】 风池、曲池、太冲、涌泉。

【操作】 温和灸,每穴灸 10min,每日 1 次。

2. 拔罐保健

【取穴】 肝火偏旺者取肝俞、行间、太冲、侠溪;痰浊上扰者取中脘、内关、足三里、丰隆;肾虚火旺者取肝俞、肾俞、三阴交、太冲。

【操作】 肝火偏旺者采用刺络拔罐法,用梅花针在上述各穴轻叩刺,以局部皮肤发红或微出血为度,再拔罐;痰浊上扰者用单纯拔罐,并留罐;肾虚火旺者先搓揉太冲穴处,消毒后用毫针或三棱针快速点刺,挤出 5~10 滴血,用棉球按压止血,其余穴位用单纯拔罐;留罐 10min。每日或隔日 1 次,10 次为 1 个疗程。

3. 刮痧保健 刮痧使经络畅通,气血通达,可以改善、调整脏腑功能,使人体阴阳平衡。刮痧法对老年高血压有一定疗效,可以辅助使用。

【取穴】 百会至风府、风池、足三里、肝俞、肾俞、太冲、涌泉。

【操作】 先用刮痧板角部刮拭百会至风府、风池 20~30 次,至皮肤发热;再用刮痧板棱角刮拭肝俞、肾俞至出痧为度;最后刮拭足三里、太冲、涌泉,涌泉可重刮,即用刮痧板棱角点按。

4. 耳穴保健

【取穴】 耳穴降压沟、肝、交感、心、枕、额、神门。

【操作】 主穴每次取 1~2 穴,酌加配穴,每次选用 1~2 穴,以毫针中等强度刺激,留针 20min,10d 为 1 个疗程。或王不留行籽贴压,左右交替贴压,3d 调换 1 次,20d 1 个疗程。

5. 推拿保健 一般老年高血压的缓进型各期均可采用推拿降压康复保健,总的治疗原则是急则治其标,缓则治其本,具体平肝潜阳、滋养肝肾等,宜辨证施治。

【手法】 一指禅推法、拿法、抹法、揉法、摩法、按法、擦法等。

【取穴】 印堂、太阳、百会、风池、风府、头维、攒竹、关元、气海、神阙、中脘、肾俞、命门、涌泉等。

【操作】

（1）头面颈部操作：受术者取坐位，用一指禅推法从印堂直线向上到发际，往返3～5次；再从印堂沿眉弓至太阳，可配合抹法往返3～5次；然后从印堂到攒竹、睛明，绕眼眶治疗，两侧交替进行，每侧3～4次；再以大鱼际揉法在额部治疗，从一侧太阳穴到另一侧太阳穴，往返3～4次；继以一指禅推法，从风府沿颈椎向下到大椎往返治疗3～4次；再在颈椎两侧膀胱经用一指禅推法往返3～4次；最后按揉百会、头维、太阳、风池、肩井、肩髃、曲池、合谷。

（2）腹部操作：受术者仰卧位，施术者坐于其右侧，用掌摩法在关元、气海、神阙、中脘等穴治疗，摩法按顺时针方向操作，在摩腹过程中可配合按揉上述穴位约10min。

（3）腰部及足底操作：受术者俯卧位，以一指禅推法于两侧膀胱经肾俞、气海俞、大肠俞、关元俞及督脉命门、腰阳关等操作；再以擦法将上述穴位擦之透热，最后直擦足底涌泉穴以透热。

【辨证加减】 属肝阳上亢者，重拿风池穴2～3min，掐太冲、行间穴各2～3min，取泻法；摩揉肝俞、肾俞、涌泉穴，透热为度。属痰浊壅盛者，以一指禅推法结合指按、指揉丰隆、解溪穴，取泻法；推、擦足三里穴，摩中脘穴，取补法。

二、老年冠心病的中医保健

中医认为，冠心病的发生多与寒邪入侵、饮食不当、情志失调、年老体虚等因素有关。其病机有两方面：实为寒凝、气滞、血瘀、痰阻，痹遏胸阳，阻滞心脉；虚为心、脾、肝、肾亏虚，心阳虚衰。临床多虚实夹杂，或以实证为主，或以虚证为主。

1. 艾灸保健

【取穴】 心俞、厥阴俞、膻中、内关、足三里、三阴交、膈俞等。

【操作】 艾条温和灸20～30min，以皮肤潮红为度，每日1次，10次1个疗程。

2. 耳穴保健

【取穴】 耳穴神门、心、肾、内分泌、皮质下、肾上腺、交感、小肠。

【操作】 每次取3～5穴，毫针刺激或耳穴贴，留针30min，每日1次，10次1个疗程。

3. 推拿保健 老年冠心病的治疗原则是补心温阳，宣痹止痛。

【手法】 一指禅推法、按法、揉法、擦法等。

【取穴】 膻中、心俞、厥阴俞、内关、胸部任脉循行部位、背部督脉与膀胱经循行部位等。

【操作】

（1）老年人取坐位或仰卧位，以一指禅推法结合指按、指揉法在膻中、内关穴操作各3min；掐揉内关配合深呼吸5min；横擦前胸部，透热为度。

（2）老年人坐位或俯卧位，以一指禅推法结合指按、指揉法在心俞、厥阴俞操作各3min；

横擦背部,透热为度。

【辨证加减】 属胸阳痹阻者,上述手法宜重,重推背部太阳经肺俞至膈俞,以泻为主。属阳气虚衰者,上述手法宜轻,轻摩心俞、厥阴俞10~20min,以补为主。

三、老年脑血管意外后遗症的中医保健

脑血管意外后遗症属于中医学"卒中"的范围。卒中发病突然,其病理是逐渐形成的,与肝、肾、心、脾的关系最为密切,其病因与虚、风、痰、火四者密切相关,发病机制较为复杂。

1. 艾灸保健

【取穴】 气海、肾俞、太溪、足三里、中脘、胃俞。上肢瘫痪加肩井、曲池、外关、合谷;下肢瘫痪加伏兔、血海、三阴交、悬钟、犊鼻、阳陵泉;口眼㖞斜加颊车、地仓、下关、承浆、迎香。

【操作】 运用艾条温和灸,每日1次,每次取3~5穴,每穴灸5~8min。

2. 拔罐保健

【取穴】 肩髃、臂臑、曲池、阳池、秩边、环跳、阳陵泉、丘墟。

【操作】 老年人取舒适体位,每次上下肢各选1~2穴,选大小适宜之玻璃罐,用闪火法或投火法,将罐吸拔于所选穴位上,留罐10min。每日1次。亦可采用走罐法。

3. 刮痧保健

【取穴】 督脉:百会至风府、大椎至至阳;胆经:双侧风池至肩井;膀胱经:双侧风门至心俞;任脉:膻中至鸠尾;心包经:双侧曲泽至内关;肝经:双侧太冲;胃经:双侧丰隆。

【操作】 在需刮痧部位涂抹适量刮痧油,按照刮痧顺序进行刮拭,以出痧为度。

4. 耳穴保健

【取穴】 耳穴皮质下、神门、肾、脾、肝、脑点、坐骨神经、瘫痪肢体相应部位、降压沟。

【操作】 每次3~5穴,毫针中等刺激,隔日1次,10次1疗程。

5. 推拿保健 老年脑血管意外后遗症的推拿保健以舒筋通络、活血化瘀、滑利关节为主。

【手法】 擦法、一指禅推法、抹法、按揉法、拿法、搓法、擦法、捻法等,并配合肢体被动运动。

【取穴】 头面部的印堂、睛明、阳白、鱼腰、太阳、四白、迎香、下关、颊车、地仓、人中;四肢部的肩髃、曲池、手三里、外关、合谷、八髎、环跳、承扶、殷门、委中、承山、髀关、风市、伏兔、血海、梁丘、膝眼、足三里、三阴交、解溪等。

【操作】

(1)头面部操作:受术者仰卧位,施术者面对受术者头顶而坐,先用拇指推印堂至神庭,再用一指禅推法自印堂依次至睛明、阳白、鱼腰、太阳、四白、迎香、下关、颊车、地仓、人中等穴，往返推 1~2 遍；然后推百会 1min，并从百会横向推至耳郭上方发际，往返数次，强度要大，以有微胀感为宜；揉风池 1min，同时用掌根轻揉患侧面颊；最后扫散头部两侧，拿五经，擦面颊。

（2）上肢部操作：受术者侧卧位，施术者站于患侧，先拿肩关节前后侧，继之擦肩关节周围，再从肩到腕，依次擦上肢的前侧、外侧和后侧，往返擦 2~3 遍；然后按揉肩髃、臂臑、曲池、手三里、外关、合谷等穴，每穴 1min；轻摇肩关节、肘关节和腕关节，拿上肢 5 遍，最后搓上肢，抖上肢，捻五指。

（3）腰背部及下肢后侧操作：受术者俯卧位，施术者立于患侧，先手掌从大椎推督脉至骶骨尾 3~5 遍，继之用八字分推法推膀胱经 3 遍，再擦夹脊穴、膀胱经至足后跟，按八髎、环跳、承扶、殷门、委中、承山等穴，每穴 1min；轻拍腰背部，擦背部、腰骶部及下肢后侧。

（4）下肢前侧及外侧操作：受术者仰卧位，施术者立于患侧，先往返擦患肢外侧、前侧 3~5 遍，再按揉髀关、风市、伏兔、血海、梁丘、膝眼、足三里、三阴交、解溪等穴，每穴 1min；轻摇髋关节、膝关节、小腿关节，拿大腿、小腿肌肉 3 遍，最后搓下肢，捻五趾。

四、老年糖尿病的中医保健

糖尿病是老年人临床常见病，我国传统医学对糖尿病已有认识，属"消渴"症的范畴，中国传统医学之艾灸、推拿疗法是本病症重要的治疗方法。

1. 艾灸保健

【取穴】 足三里（双）、三阴交（双）、肾俞、胃俞、气海；口渴加支沟，善食易饥加中脘、中枢，多尿加关元。

【操作】 运用艾条温和灸，每日 1 次，每次取 3~5 穴，每穴灸 5~8min。

2. 推拿保健　主要适用于 2 型糖尿病，对促进糖代谢、增加胰岛素分泌、维持血糖正常，进而缓解或消除各种临床症状具有一定作用，是防止糖尿病进一步发展、预防并发症的有力辅助措施之一。

【手法】 擦法、指揉法、点按法、拿法、擦法、拍法、击法、推法。

【取穴】 膀胱经在背部的第一条线（与脊柱平行，左右分别旁开 1.5 寸的两条线）、膈俞、胰俞、肺俞、脾俞、胃俞、肝俞、胆俞、肾俞、三焦俞等。

【操作】

（1）躯干部操作：老年人取俯卧位，完全放松，主要施术于胰俞，并根据老年人的不同证型配合不同的腧穴。一般而言，上消者多取肺俞，中消者多取脾俞、胃俞、肝俞、胆俞，下消者多取肾俞、三焦俞。首先用擦法、指揉法、点按法交替使用，擦法以经络温热为准，揉法以痛点柔软为度，按法以能耐受为宜，并延时 30s 左右，每穴 3 次。再以双手拇指在膀胱经自上而下行推按法，反复三遍；最后以背部掌揉法、直推法、分推法、散法等至背部肌肉完全放松结束;老年人取仰卧位,顺、逆时针方向摩腹,交替操作20min左右。

（2）四肢部操作:老年人取仰卧位,完全放松;术者以指揉曲池穴1min;点按三阴交穴、阴陵泉穴各2min;用力均匀,以酸胀为度;拿上臂、下肢各4次,用揉捏法施于上臂、下肢各4次;用擦法擦涌泉穴以透热为度;用手指按揉每侧足三里穴1min左右;以拍法、击打法结束。

五、老年颈腰痛的中医保健

颈腰痛是中老年人的常见病、多发病,严重影响生活质量,近年来颈腰痛的发病呈年轻化与严重化趋势。中国传统医学之艾灸、推拿保健是本病症的重要治疗方法。

（一）老年颈痛的中医康复保健方法

1. 艾灸保健

【取穴】 大椎、天柱、后溪、颈椎夹脊。风寒湿痹加风门、风府祛风通络;劳伤血瘀加膈俞、合谷、太冲活血化瘀、通络止痛;肝肾亏虚加肝俞、肾俞、足三里补益肝肾。

【操作】 针刺配合温和灸,隔日1次,每次30min。

2. 拔罐保健

【取穴】 大椎、大杼、肩井、曲池、合谷、天宗。

【操作】 先用梅花针轻叩上述部位,以微出血为度;血止后走罐,走罐前在罐口和走罐部位均匀涂抹红花油,走至皮肤潮红为止。隔日1次,10次为1疗程。

3. 刮痧保健

【取穴】 风池、肩井、天柱、大椎、昆仑。

【操作】 在需刮痧部位涂抹适量刮痧油,从风池穴一直到肩井穴,一次到位,中间不要停顿;然后刮颈后天柱穴至大椎穴,分别由两侧向大椎穴刮拭,用力要轻柔,不可用力过重,可用刮痧板棱角刮拭,以出痧为度;最后刮足部外侧昆仑穴,重刮30次,出痧为度。

4. 推拿保健 老年颈痛的推拿保健以舒筋活血、通络止痛、整复错位为原则。

【手法】 按揉法、拿揉法、擦法、拔伸法等。

【取穴】 风池、风府、肩井、天宗、曲池,颈肩背及上肢部。

【操作】 受术者取坐位,术者立于其后。用拇指指腹按揉风池穴1min,从风池穴至颈根部拿捏颈项两旁的软组织,由上而下操作5min;随后用擦法放松受术者颈肩部、上背部及上肢部的肌肉5min;最后做颈项部拔伸法,边牵引边使头颈部前屈、后伸及左右旋转。

（二）老年腰痛的中医康复保健方法

1. 艾灸保健

【取穴】 委中、腰阳关、肾俞、大肠俞、阿是穴。风寒湿痹加腰俞;劳伤血瘀加膈俞;肝肾亏虚加命门。

【操作】 针刺配合温和灸,隔日1次,每次30min。

2. 刮痧保健

【取穴】 委中。风湿腰痛加阿是穴、肾俞、腰阳关、风府;劳伤血瘀加阿是穴、水沟、阳陵泉、膈俞、次髎、夹脊;肝肾亏虚加肾俞、志室、太溪。

【操作】 在需刮痧部位涂抹适量刮痧油,自上而下刮拭,至皮肤发红、皮下紫色痧斑痧痕形成为止。劳伤血瘀者可在委中放痧。

3. 拔罐保健

【取穴】 劳伤血瘀取血海、三阴交、合谷、期门、秩边、承山;肝肾亏虚取足三里、昆仑、命门、气海、肾俞、大肠俞、环跳、委中。风寒腰痛加志室、气海俞、关元俞、风市、阳陵泉、飞扬、昆仑、关元。

【操作】

(1)风寒腰痛者:受术者俯卧,以中、大号玻璃罐,以闪火法吸拔,吸力要强,时间10~15min,昆仑穴用最小抽气罐吸拔,以上穴位可同时拔,还可走罐。

(2)劳伤血瘀者:受术者俯卧,用大中号玻璃罐以闪火法吸拔,拔时深重,时间为10~15min,视情况延长,最好要拔出痧来,刺血罐拔环跳、大肠俞、委中、承山。

(3)肝肾亏虚者:受术者俯卧,选拔肾俞、大肠俞、委中、足三里,用最小的抽气罐拔昆仑穴,每次拔罐不超过5个,用中、小号玻璃罐,以闪火法吸拔5~10min,每日1次,吸力不宜太强,穴位轮换取用。

4. 推拿保健 老年腰痛的推拿保健以舒筋通络、温经活血、解痉止痛为原则。

【取穴】 腰阳关、肾俞、大肠俞、八髎、秩边、委中、承山及腰臀部。

【操作】 受术者取俯卧位,施术者用滚法、揉法沿两侧足太阳膀胱经从上向下施术5~6遍;依次按揉两侧三焦俞、督俞、气海俞、大肠俞、关元俞、膀胱俞、志室、秩边等穴位,以酸胀为度;用掌擦法直擦腰背两侧膀胱经,横擦腰骶部,以透热为度,达活血通络之目的。

六、老年膝关节病的中医保健

老年膝关节病是一种常见慢性疾病,随着年龄的增长,发病率提高,疾病带来的疼痛和关节活动障碍降低了老年人的生活质量。膝关节病与外感风寒湿热之邪和人体正气不足有关。中国传统医学之针灸、推拿保健是防治本病的有效方法。

1. 艾灸保健

【取穴】 内外膝眼、血海、梁丘、阴陵泉、阳陵泉、鹤顶。肝肾亏虚加肾俞、肝俞、三阴交;脾胃虚弱加足三里、脾俞、胃俞;寒湿困阻加关元、肾俞;热湿邪偏重加大椎、曲池。

【操作】 运用艾条温和灸,每日1次,每次取3~5穴,每穴灸5~8min。

2. 推拿保健 推拿保健能通过手法的作用舒筋活血通络,保护关节,亦可防止患侧因长期关节失用而产生肌肉萎缩,是一种有效的治疗方法。

【手法】 点法、按法、擦法、揉法、拿法、摇法等。

【取穴】 内外膝眼、血海、梁丘、阴陵泉、阳陵泉、鹤顶、足三里、承扶、委中、承山、太溪及膝关节周部位。

【操作】

(1)受术者俯卧位,施术者先以点法点按内外膝眼、血海、梁丘、阴陵泉、阳陵泉、鹤顶、足三里、承扶、委中、承山、太溪及膝关节周围。每穴1min;后用擦法、按揉法、拿捏法作用于大腿股四头肌及膝髌周围,直至局部发热为度。

(2)受术者仍俯卧位,施术者站在患膝外侧,用双手拇指将髌骨向内推挤,同时垂直按压髌骨边缘压痛点,力量由轻逐渐加重,后用单手掌根部按揉髌骨下缘,反复多次。

(3)施术者做膝关节摇法,同时配合膝关节屈伸、内旋、外旋的被动活动,最后在膝关节周围行擦法5min。

(4)受术者俯卧位,施术者于大腿后侧、腘窝及小腿一侧施以擦法约5min,主要治疗部位在腘窝部的委中穴。

七、老年便秘的中医保健

便秘指因大肠传导功能失常导致粪块秘结不通,排便时间延长,或者欲排便而艰涩不畅的一种病症。便秘的病因是多方面的,主要有外感寒热之邪,内伤饮食情志,病后体虚,阴阳气血不足等。本病病位在大肠,并与脾、胃、肺、肝、肾密切相关。保健方法有艾灸、拔罐等。

1. 艾灸保健 艾灸是一种温热刺激,热秘一般不采用艾灸保健技术,其余类型都可辨证取穴,进行艾灸治疗。

【取穴】 天枢、大肠俞、上巨虚。气秘加中脘、行间、太冲;虚秘(气虚便秘)加肺俞、脾俞、足三里(气虚);虚秘(血虚便秘)加脾俞、膈俞、足三里(血虚);冷秘加肾俞、命门、神阙。

【操作】 温和灸每穴5~15min,每日1次,10次为1疗程,或直接灸,艾炷如麦粒大,每穴7壮,每日1次,10次为1疗程。

2. 拔罐保健

【取穴】 天枢、气海、关元、足三里、脾俞、肾俞、三阴交、照海等。

【操作】 可先在上述各穴用艾条温和灸10~15min,以局部皮肤红晕为度;后拔罐,留罐15min,每日1次,10次为1疗程。

3. 刮痧保健

【取穴】 大肠俞、小肠俞、天枢、肾俞。实证便秘加大椎、内庭;虚证便秘加足三里、气海、三阴交。

【操作】 在需刮痧部位涂抹适量刮痧油,先刮颈后高骨大椎穴,用力要轻柔,可用刮痧板棱角刮拭,以出痧为度。刮拭肾俞至大肠俞、小肠俞,加天枢、气海,用刮痧板角部由上至下刮拭30次,出痧为度。最后用刮痧板角部重刮内庭、三阴交、足三里30次,可不出痧。

4. 耳穴保健

【取穴】 直肠下段、大肠。

【操作】 将王不留行籽贴于约0.6cm×0.6cm的胶布中央,贴敷在所选取的耳穴上并适当按压片刻,以局部酸胀、发热为度。每日自行按压5次,每次每穴按压30s,4d更换1次,左右耳交替。

5. 推拿保健 老年便秘的推拿保健,以和肠通便为原则,但需进一步审证求因,辨证论治。凡虚证气血两亏者都宜健脾和胃、补益气血;阴寒凝结者宜温中散寒;实证如胃肠燥热者宜清热降浊;肝气郁结者宜疏肝理气。

【取穴】 膈俞、肝俞、脾俞、胃俞、肾俞、大肠俞、八髎、中脘、天枢、气海、大横、足三里、支沟、关元、期门、章门、膻中。

【手法】 一指禅推法、摩法、振法、按法、揉法、擦法。

【操作】

(1)受术者取仰卧位,施术者坐于床右,先施一指禅推法于中脘、天枢、气海、关元穴5～8min,然后顺时针方向摩腹约10min。

(2)受术者俯卧,施一指禅推法于脾俞、胃俞、大肠俞、八髎,往返3次;最后按揉前述穴位,以酸胀为度。

(3)每日1次,20次为1疗程;对虚秘手法宜柔和,对实秘当须沉着。

【辨证加减】 属热秘者,加摩天枢、气海、关元、大横5min,直擦八髎、按揉支沟、足三里,以酸胀为度;属气秘者,加揉章门、期门;属冷秘者,加按揉脾俞、肾俞、大肠俞、横擦脘腹部和腰骶部,以透热为度;属虚秘者,加揉脾俞、肾俞、足三里。

八、老年失眠的中医保健

失眠是指老年人对睡眠时间和/或质量不满足并影响日间社会功能的一种主观体验。失眠属于中医学"不寐"的范围。

1. 艾灸保健

【取穴】 神门、内关、三阴交。心脾两虚加脾俞、心俞;阴虚火旺加太冲、太溪;心胆气虚加心俞、胆俞;痰热内扰加中脘、丰隆;肝郁化火加太冲、行间。

【操作】 将艾条充分燃烧后,对准已选定的穴位,燃着的一端距离穴位1cm左右,待老年人喊疼时快速将艾条移开,2～3s后再将燃着的一端靠近所选穴位1cm左右,重复上述动作。艾条移开1次记为1壮,每穴1次灸治20壮,每日1次。

2. 拔罐保健

【取穴】 心脾两虚者取心俞、脾俞、内关、神门、足三里、三阴交；肝郁气滞者取肝俞、内关、神门、太冲、胆俞、阳陵泉；心肾不交者取心俞、肾俞、内关、神门。

【操作】 单纯拔罐法，留罐10min，每日1次，5次为1疗程。

3. 刮痧保健

【取穴】 老年失眠症的刮痧保健取穴可参考拔罐保健取穴。

【操作】 每穴刮5~10min，隔日1次。

4. 耳穴保健

【取穴】 神门、交感、内分泌、皮质下、心、脾、肾。

【操作】 每次选取2~3个穴位，采用压痛法，选好穴位后做好标记，用75%酒精棉球在耳穴上做常规消毒。用左手固定耳郭，右手持镊子夹取粘有王不留行籽的胶布，对准所取穴位敏感点上贴压，并用拇指和示指尖或指腹相对置于贴有王不留行籽耳穴的耳郭正面和背面，一压一松地垂直按压耳穴上的药丸，以感到酸麻胀而略感灼痛为度，每天按压3~5次，每次1~2min，特别是临睡前必按1次，每3d一换，两耳轮换贴压。

5. 推拿保健 老年失眠推拿保健主要以安神镇静为主。

【手法】 一指禅推法、抹法、按法、扫散法、拿法等。

【取穴】 印堂、神庭、睛明、攒竹、鱼腰、太阳、头维、角孙、四白、风池、百会、肩井等。

【操作】

（1）老年人取端坐位，施术者立于前方，用抹法由印堂向上至神庭5~7遍，再从印堂向两侧眉弓至太阳穴往返3~5遍。

（2）一指禅推印堂→左眼上眶→左侧太阳穴→左眼下眶→左睛明穴→印堂→右眼上眶→右侧太阳穴→右眼下眶→右睛明穴（此法又称"∞"）5~7遍；再用抹法沿上述部位往返操作5~7遍。

（3）按神庭、头维、角孙、攒竹、鱼腰、太阳、四白、睛明等穴，每穴依次按5~7次。

（4）施术者分别用双手在老年人的头部两侧做扫散法，每侧5~7次。

（5）施术者立于背后，用五指拿法由头顶开始至枕骨下部转用三指拿法，反复3~5遍；再按百会穴1min，拿风池、肩井穴各30s。

【辨证加减】 心脾两虚者，可加按揉心俞、脾俞、胃俞、足三里等穴；阴虚火旺者，可加横擦命门、肾俞等穴；痰热内扰者，可加按揉心俞、脾俞、胃俞、足三里、丰隆等穴；肝郁化火者，可加按揉肝俞、太冲等穴；胃气不和者，可加按揉中脘、天枢、胃俞、脾俞、足三里等穴。

九、老年心理健康问题的中医保健

老年人心理健康问题较常见，主要表现为：感觉、知觉衰退；言语能力衰退、记忆力下降；想象、思维能力衰退；情绪不稳定，容易焦虑不安；意志衰退，且容易自卑；个性心理特点明显，习惯心理顽固；性格更容易发生变化；敏感多疑：易产生孤独感和失落感；害怕衰老和死亡。老年心理健康问题属于中医"郁证"的范围。中国传统医学之针灸、推拿保健是本病症重要的防治方法。

1. 艾灸保健

【取穴】 水沟、内关、神门、太冲。肝气郁结者，加曲泉、膻中、期门；气郁化火者，加行间、侠溪、外关；痰气郁结者，加丰隆、阴陵泉、天突、廉泉；心神惑乱者，加通里、心俞、三阴交、太溪；心脾两虚者，加心俞、脾俞、足三里、三阴交；肝肾亏虚者，加太溪、三阴交、肝俞、肾俞。

【操作】 水沟用雀啄泻法，以眼球湿润为佳；神门用平补平泻法；内关、太冲用泻法。配穴按虚补实泻法操作，隔日一次。

2. 耳穴保健

【取穴】 耳穴心、肝、脾、内分泌、皮质下、枕、额。

【操作】 将王不留行籽贴于约 0.6cm×0.6cm 的胶布中央，贴敷在所选取的耳穴上并适当按压片刻，以局部酸胀、发热为度。每日自行按压 5 次，每次每穴按压 30s，4d 更换 1 次，左右耳交替。

3. 推拿保健　三部推拿法作用于头、腹、背部，通过对整体的调整，使气机调畅，上下通达，心肾相交。推拿保健能通过手法的作用，疏肝解郁，补益脾肾，是老年心理健康问题康复保健较为有效的治疗方法。阴阳调和，促进精气神的相互转化，达到上安其神、中通其气、下定其精、补养心脾、气运血达之目的。

【手法】 拿法、按揉法、推法、振法、击法、摩法、一指禅推法等。

【取穴】 印堂、神庭、百会、太阳、中脘、神阙、气海、关元、肩井、夹脊穴、心俞、脾俞、胃俞、肾俞等。

【操作】

（1）头面部操作：受术者取仰卧位，施术者双手用拿法施于头部两侧 10 遍左右；按揉印堂 1min，再由印堂以两拇指交替直推至神庭 5～10 遍，拇指由神庭沿头正中线（督脉）点按至百会穴，指振百会穴约 1min；双手拇指分推前额、眉弓至太阳穴 3～5 遍；指振太阳穴约 1min；侧击头部，掌振两颞、头顶约 2min。上述操作以有深沉力透感和轻松舒适感为宜。

（2）腹部操作：受术者取仰卧位，施术者掌摩腹部 6min 左右，逆时针方向操作，顺时针方向移动；按揉或一指禅推法施于中脘、神阙、气海、关元各 1min，指振各穴；双掌自肋下至脐骨联合，从中间向两边平推 3～5 次；掌振腹部约 1min。

（3）背部操作：受术者取俯卧位，提拿两肩井约 1min，以老年人有轻松舒适感为宜；直推背部督脉及两侧太阳经，每侧推约 10 次，手法要深沉有力，速度均匀和缓；双手拇指由上到下逐个点按脊椎两侧的华佗夹脊穴；按揉背部太阳经，重点按揉心俞、脾俞、胃俞、肾俞，每穴约 1min，以局部酸沉为度；双掌交替轻轻叩击背部两侧太阳经。

本章学习重点是老年人中医养生保健的常用情志养生法、生活起居养生法、饮食药膳养生法、运动养生法、针灸按摩养生法等方法，老年人常见高血压、冠心病、糖尿病、脑血管意外后遗症、失眠、颈腰痛、膝关节病、便秘、心理健康问题的中医保健方法；学习难点主要是各种养生保健方法的具体操作，尤其是在针灸和按摩中穴位的定位；在学习过程中注意理论和实训相结合，把理论知识充分应用到实训当中并指导实训。

（李丽娟）

思考与练习

1. 老年养生保健的基本原则是什么？
2. 老年糖尿病有哪些常用的中医保健方法？
3. 老年心理健康问题有哪些常用的中医保健方法？
4. 常用针刺保健穴位足三里如何取穴？有何功效？

第八章 │ 老年人常见健康问题的预防保健

08章 数字内容

学习目标

1. 具有爱心、细心和责任心,对老年人的健康问题能够真诚关怀、科学分析、耐心指导。
2. 掌握食欲缺乏、便秘、睡眠障碍、跌倒、疼痛、骨质疏松症、视听障碍、皮肤瘙痒常见健康问题的预防保健措施。
3. 熟悉食欲缺乏、便秘、睡眠障碍、跌倒、疼痛、骨质疏松症、视听障碍、皮肤瘙痒常见健康问题的具体表现。
4. 了解食欲缺乏、便秘、睡眠障碍、跌倒、疼痛、骨质疏松症、视听障碍、皮肤瘙痒常见健康问题的基本概述及发生原因。
5. 学会指导老年人养成良好睡眠习惯及诱导睡眠的方法、便秘的预防保健和足部养生保健按摩方法。

机体衰老是个体生长、成熟必然的连续变化过程,是人体对内外环境适应能力减退的表现。老年人在身体形态和功能方面均发生了一系列变化,主要表现在:

1. 形态变化

(1)细胞的变化:主要表现为细胞数的逐步减少。

(2)组织与器官的变化:由于内脏器官和组织的细胞数量减少,从而发生萎缩、重量减轻。

(3)整体的变化:随着年龄的增长,体形和外形出现变化,如头发变白;皮肤弹性降低,出现皱纹,出现老年斑;牙齿松动脱落,耳聋、眼花、驼背、身高逐渐缩短等。

2. 生理功能减退

(1)心血管系统功能的衰退:如心肌纤维逐渐萎缩,心肌细胞内老年色素(脂褐质)沉积,心瓣膜逐渐肥厚硬化、弹性降低等。

(2)呼吸器官的老化:表现为肺容量降低,呼吸功能明显减退,代偿能力降低。

（3）消化系统的变化：主要是口腔、胃肠功能减弱，牙龈发生萎缩性变化。

（4）肌肉骨骼运动系统的变化：主要表现在随着年龄的增长，肌纤维变细、弹性降低、收缩力减弱；骨骼中有机成分减少，无机盐增多，因而致使骨的弹性、韧性降低，易骨折等。

（5）神经系统的变化：主要表现为脑细胞某种功能的丧失；神经传导速度降低；老年人的动作迟缓，反应灵敏性减弱等。

3. 主要感觉器官功能减退　如视觉、听觉、嗅觉、味觉、皮肤感觉（包括触觉、温觉、痛觉）能力减退。此外，老年人心理运动反应也相应迟缓。

老年人身体器官的功能、新陈代谢是逐渐出现衰退的过程，这一生理过程可因疾病及外界因素的影响而加速或延缓。老年群体个体差异十分显著，因此加强身体各系统的保健对预防各种慢性疾病的发生，以及推迟生理功能老化进程具有重要意义。

我国已步入老龄化社会，由心理、社会、生物因素引发的老年疾病逐年增高，做好老年人常见健康问题的预防保健，改善老年人身心健康，提高老年人生存质量，尤为重要。本章将介绍老年人常见健康问题的预防保健等相关知识。

第一节　食欲缺乏

 工作情景与任务

导入情景：

杨爷爷，67 岁，高血压多年，半年前突然发生脑出血。住院治疗后，康复到生活可以自理，但四肢活动不灵活，脾气总是比较急躁。近期杨爷爷自觉食欲缺乏、全身乏力、萎靡不振，常有厌食、恶心等情况出现。

工作任务：

1. 正确分析杨爷爷出现食欲缺乏的原因和潜在的健康问题。

2. 对杨爷爷及其家属进行指导，介绍食欲缺乏的预防保健措施，以帮助增进食欲。

一、健康问题概述

老年人食欲缺乏是指老年人对食物缺乏需求的欲望。老年人消化系统发生变化，如牙齿松动、脱落，影响咀嚼食物；味蕾减少，使味觉明显减退；胃酸的分泌不足，影响对食物的水解及消化；肠蠕动缓慢，有害物质在肠内停留时间延长，导致各种营养素的吸收率降低以及便秘的发生。

（一）发生原因

引起食欲缺乏的原因有很多，常见的有以下几个方面：

1. 过度劳累　引起胃壁供血不足，胃消化功能减弱。

2. 饮食因素　暴饮暴食、饥饱不均、喜食生冷、睡前过饱、餐后运动都会造成胃肠负担加重，胃液分泌紊乱，影响食欲。

3. 情绪紧张　失眠、焦虑、抑郁等负面情绪，导致胃酸分泌功能失调，引起食欲缺乏。

4. 药物因素　有些慢性疾病需要长期服药，某些药物长期服用可导致药源性味觉障碍。

5. 不良习惯　酗酒、吸烟都会损伤味蕾及胃黏膜；作息时间不规律、加班熬夜等。

6. 常见疾病

（1）感染性疾病：如上呼吸道感染、感染性肺炎等，起病比较突然，食欲缺乏可随着体温的升高和病情的加重而愈来愈明显，而当体温下降、病情好转时，食欲也可随之恢复。

（2）消化系统疾病：肝硬化、胃肠道炎症或梗阻、胆道及胰腺病变等，均可引起食欲缺乏。

（3）代谢及内分泌疾病：神经性厌食、甲状腺功能减退症等可引起食欲缺乏。

（4）恶性肿瘤：如食管癌、肝癌等可引起食欲缺乏。

（二）常见表现

1. 消化道表现　常有厌食、腹痛、恶心、呕吐、腹泻、便秘等。

2. 全身表现　伴有乏力、怕冷、发热等全身症状。

3. 心理表现　有失眠、精神不振、易激动等精神心理障碍表现。

二、预防保健措施

1. 饮食规律　在进食上必须做到定时、定量。老年人到了进餐时间，就会产生食欲，分泌消化液，利于食物中各种营养素的吸收。

2. 合理调配食物　从食物的色、香、味等方面合理调配，增进食欲。

（1）根据老年人喜好调配食物种类：荤素搭配、软硬适中、口味清淡。以保护性食物为主，如肉类、牛奶、鸡蛋、绿叶蔬菜、鲜果、豆制品及适量米面。

（2）适当补锌：锌元素主要存在于海产品、动物内脏中，海产品如海鲜贝类；肉类中如牛肉、羊肉等；蔬菜中如大白菜、白萝卜等；坚果中如花生、板栗、核桃等；水果中如苹果、猕猴桃等；必要时遵医嘱补锌。

（3）避免过饥：胃液分泌紊乱，易出现食欲下降。

 知识拓展

食欲缺乏食疗方

1. 山楂糕熘苹果

原料：苹果 250g，山楂糕 50g。

调料：白糖50g，水、湿淀粉适量。

做法：山楂糕切丁，苹果洗净去皮去果核，也切成丁；炒锅置火上，加入白糖、水煮至白糖溶化；用湿淀粉勾芡；放入苹果丁、山楂糕丁翻炒几下，出锅装盘。

功效：山楂糕和苹果都具有补益脾胃，润肺生津的作用，对于食欲缺乏或者经常咳嗽、咳痰的人都很有效。

2. 鸡金陈皮粥

原料：鸡内金6g、陈皮3g、砂仁15g、大米30g。

调料：白糖、水适量。

做法：鸡内金、陈皮、砂仁都研为细末；大米淘洗干净；锅内加水放入大米，熬煮成粥，粥成后加入药末，加白糖即可。

功效：和胃理气，治脾胃气滞、胸腹胀满、消化不良等。

3. 良好的就餐环境　可播放轻音乐，保持愉快、舒畅的心情，环境优美、温度适宜，餐桌、餐具清洁卫生等，都能促进老年人食欲。

4. 合理用药　某些药物的长期服用可导致药源性味觉障碍，可服用具有调理肠胃的中药进行治疗。

5. 适量运动　生命在于运动，运动有助于食物的消化、吸收。例如散步、慢跑等都是胃肠功能减退老年人的良好选择。

6. 戒烟、忌酒　烟雾对胃黏膜的危害并不小于饮酒，吸烟也会引起慢性胃炎；酒精可损伤味蕾和胃黏膜，甚至造成胃和十二指肠穿孔。

7. 调节胃肠菌群　服用益生菌促进食物的消化吸收。用低于40℃的温水，可跟牛奶、奶粉、果汁一起冲服，也可跟辅食一起服用。

（徐小晴）

第二节　便　秘

 工作情景与任务

导入情景：

李奶奶，77岁，因咀嚼功能下降，长期以精细食物、流质食物为主，不喜欢吃水果、蔬菜。胃胀、便秘半年，表现为排便困难，粪便干硬，大便几天一次甚至更长时间，大便排不出胃胀更厉害，甚是痛苦。

工作任务：

1. 正确分析李奶奶出现便秘的原因和潜在的健康问题。

2. 对李奶奶及其家属进行指导，介绍便秘的预防保健措施，以帮助改善便秘。

一、健康问题概述

老年人便秘是指老年人排便次数减少，同时排便困难、粪便干结。正常人每日排便1～2次或1～2日排便1次，便秘老年人每周排便少于3次，并且排便费力，粪质硬结、量少。

我国以社区为调查对象的流行病学研究显示：我国便秘总体患病率为3%～11%，而60岁以上老年人群患病率为15%～20%，80岁以上老年人群患病率为20%～37.3%。便秘是老年人常见的症状，约1/3的老年人出现便秘，严重影响老年人的生活质量。

（一）发生原因

引起便秘的原因有很多，常见的有以下几个方面：

1. 与年龄有关　老年人便秘的患病率较青壮年明显增高，主要是由于随着年龄增加，老年人的食量和体力活动明显减少，胃肠道分泌消化液减少，肠管的张力和蠕动减弱，腹腔及盆底肌肉乏力，肛门内外括约肌减弱，胃结肠反射减弱，直肠敏感性下降，使食物在肠内停留过久，水分过度吸收引起便秘。此外，高龄老年人常因阿尔茨海默病或精神抑郁症而失去排便反射，引起便秘。

2. 不良生活习惯

（1）饮食因素：老年人牙齿脱落，喜吃少渣精细的食物，饮食简单，缺乏粗纤维，使粪便体积缩小，黏滞度增加，在肠内运动减慢，水分过度吸收而致便秘。此外，老年人由于进食少，食物含热量低，胃肠通过时间减慢，亦可引起便秘。有报道显示，胃结肠反射与进食的量有关，1 000cal膳食可刺激结肠运动，350cal则无此作用。脂肪是刺激反射的主要食物，蛋白质则无此作用。

（2）排便习惯：有些老年人没有养成定时排便的习惯，常常忽视正常的便意，致使排便反射受到抑制而引起便秘。

（3）活动减少：老年人由于某些疾病和肥胖因素，致使活动减少，特别是因病卧床或坐轮椅的老年人，导致流向肠道的血液减少，肠蠕动减弱，因缺少运动性刺激以推动粪便的运动，往往易患便秘。

3. 精神心理因素　患抑郁、焦虑、强迫症等心理障碍者易出现便秘。情绪的改变、紧张、忧虑等因素可导致肠蠕动功能的减弱而发生便秘，但多与腹泻交替发生，亦称为肠易激综合征。常伴有腹痛或腹部不适。

4. 肠道病变　肠道的病变有炎症性肠病、肿瘤、疝、直肠脱垂等，此类病变导致功能性出口梗阻引起排便障碍。

5. 全身性病变　全身性疾病有糖尿病、尿毒症、脑血管意外、帕金森病等。

6. 医源性（滥用泻药）　由于长期使用导泻剂，尤其是刺激性泻剂，造成肠道黏膜神经的损害，降低肠道肌肉张力，反而导致严重便秘。此外，引起便秘的其他药物，还有如阿片类镇痛药、抗胆碱类药、抗抑郁药、钙离子拮抗剂、利尿剂等。

7. 其他 如睡眠不足、生活无规律、需卧床排便等因素也可以导致便秘发生；或由于旅行、住院等环境因素造成饮食及排便习惯改变，产生意识性抑制排便等均可引发便秘。

（二）常见表现

1. 排便次数减少 多数老年人的排便次数每周少于 3 次，严重者长达 2～4 周才排便一次。

2. 排便困难 部分老年人可突出表现为排便困难，排便时间可长达 30min 以上，或每日排便多次，但排出困难，粪便硬结如羊粪状，且量很少。

3. 其他消化道表现 有腹胀、食欲缺乏，以及服用泻药不当引起排便前腹痛等。

4. 并发症 老年人过分用力排便时，可导致冠状动脉和脑血流的改变。由于脑血流量的降低，排便时可发生昏厥。冠状动脉供血不足者可诱发心绞痛、心肌梗死。高血压者可引起脑血管意外，还可引发动脉瘤或室壁瘤的破裂、心脏附壁血栓脱落、心律失常甚至发生猝死；由于结肠肌层张力低下，可发生巨结肠症；用力排便时，腹腔内压升高可引起或加重痔疮；强行排便时损伤肛管，可引起肛裂等其他肛周疾病。粪便嵌塞后会产生肠梗阻、粪性溃疡、尿潴留及大便失禁。

二、预防保健措施

1. 坚持参加锻炼 对 60 岁以上老年人的调查表明，因年老体弱极少行走者便秘的发生率占 15.4%，而坚持锻炼者便秘的发生率为 0.21%，因此鼓励老年人坚持参加力所能及的运动，如散步、每日双手按摩腹部肌肉数次，以增强胃肠蠕动能力。

（1）制订运动计划：老年人可以根据自身情况，制订合适的运动计划，如散步、慢跑、深呼吸、练气功、打太极拳以及适当体力劳动等，使胃肠活动加强，食欲增加，膈肌、腹肌、肛提肌得到锻炼，提高排便动力，预防便秘。

（2）环形腹部按摩：老年人可进行环形腹部按摩，从右下腹开始向右上腹、左上腹、左下腹，依顺时针方向按摩，每天 2～3 次，每次 10～20 圈，预防便秘。特别是对长期卧床老年人应勤翻身，并进行顺时针环形按摩腹部或热敷。

2. 培养良好的排便习惯 进行健康教育，帮助老年人建立正常的排便行为。可练习每晨排便一次，即使无便意，亦可稍等，以形成条件反射。同时，要营造安静、舒适的环境及酌情选择坐式便器。

3. 合理饮食

（1）多饮水：每日至少饮水 1 500ml，尤其是每日晨起或饭前饮一杯温开水，可有效预防便秘。肠道中的水分相对减少，粪便干燥易导致大便秘结。尤其在食用高纤维食品时，更应注意保证饮水，使肠道得到充足的水分，利于肠内容物通过。

（2）主食不宜太过精细：应注意多吃些粗粮和杂粮，避免刺激性食物。

（3）增加 B 族维生素食品的供给：尽量选用天然、未经加工的食品，如粗粮、豆类、酵母等，以增强肠道的紧张力。

（4）每天加食燕麦、全麦等药膳粥类：如黑芝麻粥、银耳粥、红豆薏米粥等，既滋补又润肠通便，利于老年人健康长寿。

（5）多吃含粗纤维的食物：应多食富含纤维素的蔬菜、水果，如韭菜、糙米、胡萝卜、红薯、核桃仁、熟香蕉、柚子、苹果、葡萄等，保证膳食纤维≥25g/d，维持正常排便。

 知识拓展

食物调理

（1）熟香蕉：香蕉含有丰富的膳食纤维和糖分，具有很好的润肠通便功能。不过专家表示，这种功能只有熟透的香蕉才具有，生香蕉可能会起到反作用。

（2）地瓜（红薯）：味甘性温，能润肠通便，健脾益气。含有较多的纤维素，能在肠道中吸收水分增加粪便的体积，引起通便的作用。

（3）糙米：糙米含有丰富的蛋白质、淀粉、维生素 B_1、A、E、纤维素、钙、铁和磷等矿物质，其中丰富的纤维素有助排便。

（4）苹果：苹果含有丰富的水溶性食物纤维——果胶。果胶有保护肠壁、活化肠内有益菌群、调整胃肠功能的作用，所以它能够有效地清理肠道，预防便秘。同时，苹果里的纤维，能使大便变得松软，便于排泄。另外，苹果里含有的有机酸，能刺激肠道蠕动，有助排便。

4. 协助排便　合理使用缓泻剂，可遵医嘱服用甘油、番泻叶沸水泡汁等促进排泄，口服果导片、西沙比利等药物缓泻；也可使用开塞露通便；当按摩、使用缓泻剂无效时，应及时到医院诊治，以解除痛苦。

5. 其他　防止或避免使用引起便秘的药品，不滥用泻药，积极治疗全身性及肛周疾病，调整心理状态，良好的心理状态有助于建立正常排便反射。

（徐小晴）

第三节　睡眠障碍

 工作情景与任务

导入情景：

王爷爷，70 岁，既往有肺癌病史，1 个月前诉胸部隐隐作痛，入院进行了相关的治疗。近期睡眠质量差，入睡困难，夜间经常做梦，易被惊醒，醒后无法入睡，直到天亮。白天王爷爷出现了头晕、体乏、易躁易怒的症状，甚至晚上不愿意上床就寝。

工作任务：

1. 正确分析王爷爷出现睡眠障碍的原因和潜在的健康问题。

2. 对王爷爷及其家属进行指导，介绍睡眠障碍的预防保健措施，以帮助改善睡眠。

一、健康问题概述

美国国家睡眠基金会（NSF）建议老年人的睡眠时间为7~8h。老年人睡眠障碍是指老年人睡眠量不正常以及睡眠中出现异常行为的表现，也是睡眠和觉醒正常节律性交替紊乱的表现。可由多种因素引起，包括睡眠失调和异常睡眠。

睡眠障碍是老年人群中的高发疾病，虽然它不会直接威胁生命，但可造成焦虑、易激怒、情绪不稳定，烦躁不安等精神障碍，增加老年人患病风险。国内外研究结果表明，60岁以上老年人中睡眠障碍的患病率为30%~40%。据调查我国人群中有45%存在睡眠问题，中老年人56.7%存在入睡困难、觉醒次数增多和早醒。

（一）发生原因

引起睡眠障碍的原因有很多，常见的有以下几个方面：

1. 老年人生理性因素　睡眠是一种脑部的活动现象，由于老年人大脑皮质功能减退，脑缺血、缺氧、葡萄糖供给不足、酶代谢异常等因素均易引起脑细胞代谢紊乱，新陈代谢减慢，导致睡眠障碍。

2. 老年人心理社会因素　引起老年人不安、怀念、忧伤、烦恼、焦虑、痛苦等社会事件，都可能导致老年人产生睡眠障碍。主要特点为入睡困难，反复思虑某一事件，以至于上床许久、辗转反侧难以入睡；或者刚刚睡着，又被周围的声响或噩梦惊醒，醒后无法再度入睡。老年人中抑郁倾向的比例明显增高，随着老年人年龄的增加，后半夜睡眠障碍越来越严重，主诉多为早醒和醒后入睡困难。

3. 老年人生活环境的改变　如老年人的卧室、卧具发生变化，可造成老年人睡眠障碍；居室环境以及床具舒适度，床单是否干燥平整无渣屑，也可影响老年人睡眠。

4. 老年人多思虑　如担心子女生活等，容易导致老年人紧张焦虑、难以入睡、睡中多梦、睡眠质量差，特别是遇重大事件使精神负荷增大，老年人更难以安睡。

5. 睡眠规律改变　部分老年人长期睡前大量饮用浓茶或咖啡、可乐、饮酒、吸烟，会使其暂时性兴奋，扰乱正常睡眠，久而久之就会导致睡眠障碍。

6. 老年人服用药物　服用苯丙胺、咖啡因、皮质激素和抗震颤麻痹药等中枢兴奋药可导致睡眠障碍；药物不良反应干扰睡眠，如肾上腺素类药物引起的头痛、焦虑影响睡眠；长期服用安眠药，养成习惯性、依赖性，发展成抗药性，使治疗睡眠障碍的药物失效，使老年人陷入长期睡眠障碍的境地。

7. 老年人因患病致被动体位　不能自理的老年人未按时翻身，使老年人长时间处于一种卧姿易造成肌肉疲劳，难以入睡。

8. 老年人患病　留置输液导管、各种引流管造成牵拉不适。

9. 疼痛影响睡眠　老年人出现诊断明确的疾病性疼痛也会影响睡眠。

10. 入住养老机构的老年人　两人或多人同居一室互相干扰，也是造成老年人睡眠障碍的原因。

（二）常见表现

1. 按睡眠障碍表现形式分类　老年人睡眠障碍的表现形式并不单一，可一种或几种形式同时存在。

（1）入睡困难：上床后持续 30min 以上不能入睡，甚至 1～2h 还难以入睡，或想睡却很清醒，而且持续数天或更久。

（2）睡眠中断：睡眠中途觉醒。睡眠过程中夜醒多次，睡眠表浅、容易觉醒、频繁觉醒或长时间觉醒，没有熟睡的感觉，每晚醒 3～4 次以上，醒后不能再度入睡。

（3）多梦：睡中多梦，一般不留记忆或对梦境有断断续续不完整的记忆。

（4）早醒：天亮即醒或入睡后短暂就醒，离晨起时间还有 2h 或更多时间就觉醒，醒后再也无法入睡。

（5）彻夜不眠：卧床睡眠，但外界声响都能听到，虽躺在床上却意识清醒，感觉一夜迷迷糊糊。

2. 根据睡眠障碍时间的长短分类

（1）长期睡眠障碍：指持续 1 个月以上的失眠。

（2）短期睡眠障碍：指持续几天至 1 个月的失眠。

（3）一过性睡眠障碍：指偶尔失眠，持续时间在 1 周以内。

3. 睡眠障碍引起的表现　老年人睡眠障碍常常会自觉有疲劳感、无精打采、反应迟缓、头痛、全身不适、记忆力不集中。它的最大影响是精神方面的，越怕失眠越难以入睡，形成恶性循环。严重者会导致精神分裂、抑郁症、自主神经功能紊乱等功能性疾病。

二、预防保健措施

1. 安排舒适的睡眠环境　保持老年人卧室清洁、安静、远离噪声、避开光线刺激等。

2. 指导老年人养成良好睡眠习惯

（1）每天按时起床、就寝（包括节假日）：午睡 30～60min，不宜过久。

（2）按时进食：晚餐少吃，不宜过饱；晚餐后或睡前不食用和饮用对中枢神经系统有兴奋作用的咖啡、浓茶、酒等饮品，并减少饮水量。如果晚饭吃得早、吃得少，夜间临睡前感到饥饿，可以晚饭后再吃点水果，或者在临睡前 2h 左右吃 1～2 块热量高的小点心，以防止临睡前饥饿感。

老年人睡眠障碍食疗方

1. 猪心枣仁汤

做法：猪心1个，酸枣仁、茯苓各15g，远志5g。把猪心洗净切成两半，然后把洗干净的酸枣仁、茯苓、远志一起放入锅内，用大火烧开后撇去浮沫，移小火炖至猪心熟透后食用，每日1剂。

功效：补血养心、益肝宁神。可治心悸不宁、失眠多梦、记忆力减退等症。

2. 天麻什锦饭

做法：取天麻5g，粳米100g，鸡肉25g，竹笋、胡萝卜各50g，香菇、芋头各1个，酱油、料酒、白糖适量。天麻泡1h，鸡肉切末，竹笋、胡萝卜、芋头、香菇切小块，粳米洗净入锅，放入备好的各种食材及白糖等调味品，用小火煮成稠饭食用，每日1次。

功效：健脑强身、镇静安眠的功效。可治头晕眼花、失眠多梦、神志健忘等症。

（3）增加活动：老年人应尽量坚持白天清醒状态，以保证夜间高质量睡眠，避免睡眠障碍的产生。坚持每天做适量的运动，平时多参加一些业余活动或者合理的运动，多亲近大自然，放松心情。晚饭后可以出去散步，睡前不要让大脑处于兴奋状态。

（4）慎用药物：用于老年人的失眠药多为中长半衰期的苯二氮䓬类衍生物，如硝西泮、艾司唑仑等。应在医生指导下遵医嘱用药，不要突然停药或大剂量用药，以防止引起"反跳"现象。

（5）入睡前准备：避免阅读有刺激性的书报、杂志；避免看情节刺激、激烈的电视节目；不要在床上读书、看报、看电视；睡前做身体放松活动，如按摩、推拿、静坐等；慎用帮助睡眠的药物。

3. 促进老年人身体的舒适，诱导睡眠

（1）睡前准备：①老年人看手机、看电视，不可太晚，以免影响睡眠；②临睡前洗漱，最好洗个热水澡或用热水泡脚，可使全身放松易于入睡；③睡前喝杯热牛奶；④睡前不带不良情绪上床，不过度思虑；⑤睡前用手指梳头、按摩头皮或床上做一些简单放松小运动可促进睡眠；⑥睡前排空大小便，穿着宽松睡衣。

（2）建立入睡反射：协助老年人创造有利于睡眠的条件反射机制，如睡前半小时洗热水澡、泡脚、听节奏缓慢的音乐、喝杯牛奶等。只要长期坚持，就会建立起"入睡条件反射"。

（3）睡眠环境：①调节卧室的光线和温湿度，保证起居室温湿度适宜，无异味、安静；②尽量减少声、光的刺激；③为老年人选择合适的寝具，如床、枕头应高低合适、软硬适中，枕头高度多以自己一个拳头的竖高为宜。成人的枕高通常为6~9cm，枕头的高度可根据老年人习惯适当调整,但不宜太高。侧卧时枕高应与肩宽相同,防止头颈上下偏移,影响睡眠;④卧室内不放有嘀嗒声的闹钟,保持情绪稳定,利于睡眠。

（4）睡姿选择:根据老年人情况采取适宜的睡眠姿势,如患心力衰竭的老年人睡眠要取半卧位,减少回心血量,从而减轻肺淤血和心脏的负担,改善呼吸困难症状;肺部及胸腔疾病应采取患侧卧位睡眠,可以减少因呼吸运动造成的胸痛,也可使健侧肺的呼吸运动不受影响。

4. 心理安慰　老年人在睡觉前有未完成的事情或不愉快的事情,护理人员应耐心倾听并尽量协助老年人解决,如果暂时无法解决,可以帮助老年人记录下来,减少就寝后的惦念。一旦出现睡眠障碍,首先要从生活方式、饮食、运动与心理方面进行调适,如效果不佳方考虑药物治疗。

（徐小晴）

第四节　跌　　倒

 工作情景与任务

导入情景:

张爷爷,75 岁,患高血压 22 年,糖尿病 10 年,睡眠障碍 6 年。长期服用阿司匹林肠溶片、硝苯地平控释片、阿托伐他汀、瑞格列奈、二甲双胍和氯硝西泮。血压、血糖控制尚可,近 1 年来在楼下院子中行走时先后 3 次跌倒。3h 前,张爷爷被家人发现躺在家中卧室地板上,呼之可应,答非所问,言语含糊,地板上有呕吐物,右侧上下肢均无力。家人遂立即扶起他平卧于床上,并拨打"120"后送达急诊科。

工作任务:

1. 正确分析张爷爷出现跌倒的原因和潜在的健康问题。

2. 对张爷爷及其家属进行指导,介绍跌倒的预防保健措施,以帮助预防跌倒。

一、健康问题概述

老年人跌倒,是指老年人突发、不自主的、非故意的体位改变,倒在地上或更低的平面上。跌倒可发生于任何年龄,但老年人更多见。由于老年女性活动少、肌力差、平衡受损、认知能力受损等因素比老年男性严重,故老年女性跌倒发生率明显高于男性(5:1～2:1)。

2006 年中国疾病监测系统的数据显示,跌倒已成为我国 65 岁以上老年人因伤致死的首位原因。我国 65 岁以上老年人跌倒死亡率,男性为 49.56/10 万,女性为 52.80/10万。根据测算,我国每年有 4 000 多万老年人至少发生 1 次跌倒,其中约一半发生在家中。由于跌倒可导致心理创伤、骨折及软组织损伤等严重后果，影响老年人的身心健康，日常活动及独立生活能力，增加家庭和社会的负担，现已成为老年临床医学中一项很受重视的课题。

（一）发生原因

引起跌倒的原因有很多，常见的有以下几个方面：

1. 生理因素

（1）步态和平衡功能受损：步态的稳定性下降和平衡功能受损是引发老年人跌倒的主要原因。老年人为弥补其活动能力的下降，可能会采取更加谨慎的缓慢蹒跚行走，造成步幅变短、行走不连续、脚不能抬到一个合适的高度，使跌倒发生的危险性增加。另外，老年人中枢控制能力下降，对比感觉降低，躯干摇摆加大，反应能力下降，反应时间延长，平衡能力、协同运动能力下降，从而导致跌倒危险性增加。

（2）感觉系统功能下降：老年人常表现为视力、视觉分辨率、视觉的空间或深度感及视敏度下降；同时传导性听力损失、老年性耳聋等会影响听力，难以听到有关跌倒危险的警告声音或反应时间延长，从而增加了跌倒的危险性；老年人触觉降低也增加了跌倒的危险性。

（3）中枢神经系统退行性变：中枢神经系统的退行性变影响老年人的智力、肌力、感觉、反应能力、反应时间、平衡能力、步态及协同运动能力，使跌倒的危险性增加。

（4）骨骼肌肉系统改变：老年人骨骼、关节、韧带及肌肉的结构、功能损害和退化是引发跌倒的常见原因。骨骼肌肉系统功能退化会影响老年人的活动能力、步态的敏捷性、力量和耐受性，使老年人举步时脚抬不高、行走缓慢、不稳，导致跌倒危险性增加。老年人骨质疏松会使与跌倒相关的骨折危险性增加。

2. 病理因素　部分老年性疾病亦可导致老年人跌倒危险性增加。如泌尿系统疾病或其他原因伴随尿频、尿急、尿失禁等症状而匆忙去洗手间，排尿性晕厥等也会增加跌倒的危险性。

3. 药物因素　很多药物可以影响老年人的神志、精神、视觉、步态、平衡等方面而引起跌倒。可能引起跌倒的药物包括精神类药物（安定类、抗焦虑药等）、心血管类药物（抗高血压药等）和其他药物（降血糖药、镇痛药、抗帕金森病药等）。

4. 心理因素　如沮丧可能会削弱老年人的注意力，导致老年人对环境危险因素的感知和反应能力下降。另外，害怕跌倒也使行为能力降低，行动受到限制，从而影响步态和平衡能力以至于增加跌倒的危险。

5. 环境因素　昏暗的灯光，湿滑、不平坦的路面，在步行途中的障碍物，不合适的家具高度和摆放位置，楼梯台阶、走廊及卫生间没有扶手、只有蹲式便池等都可能增加跌倒的危险性，不合适的鞋子、过大过长的裤子和不适宜的行走辅助工具也与跌倒有关。室外的危险因素包括台阶和人行道缺乏修缮，雨雪天气、拥挤等都可能引起老年人跌倒。

6. 社会因素　老年人的教育和收入水平、卫生保健水平、享受社会服务和卫生服务的途径、室外环境的安全设计，以及老年人是否独居、与社会的交往和联系程度都会影响其跌倒的发生率。

（二）常见表现

1. 躯体损伤　跌倒引起躯体损伤率为10%，其中重度软组织损伤占5%，包括关节积血、脱位、扭伤及血肿；骨折占5%，主要是肱骨外科颈、桡骨远端及髋部骨折。老年人由于骨质疏松、骨脆性增加，跌倒时容易发生骨折，而且随增龄而急剧上升。据统计，80～84岁跌倒者髋部骨折发生率是60～64岁的100倍，而且后果严重。髋部骨折后3个月病死率为20%，死因常为长期卧床所致的肺部感染等并发症。即使渡过难关，很多人将终身残疾。老年人跌倒总病死率比无跌倒的老年人高5倍，如跌倒后1h仍不能站起者，其病死率还要高1倍。85岁以上老年人死于跌倒的人数（147/10万）明显高于65岁以下者（1.5/10万）。统计表明，跌倒造成的意外损伤是老年人死亡的第6位原因。

2. 心理损伤　虽然90%跌倒的老年人并不引起躯体损伤，但跌倒给老年人带来极大的心理创伤。约有50%跌倒者对再次跌倒产生惧怕心理，因这种恐惧而避免活动者占跌倒的25%。因此，对跌倒的恐惧可以造成跌倒－丧失信心－不敢活动－衰弱－更易跌倒恶性循环，甚至卧床不起。故而要充分认识这种心理创伤的严重后果。

3. 跌倒评估　我国2011年发布的"老年人跌倒干预技术指南"中的筛查量表就是针对老年人病史和健康危险因素的评估表。考虑是否和某些疾病有关，应及时评估和治疗（表8-1）。跌倒风险判断标准：得分1～2分为低度危险；3～9分为中度危险；10分及以上为高度危险。

表8-1　老年人跌倒风险评估表

项目	权重	得分
运动		
步态异常／假肢	3	
行走需要辅助设施	3	
行走需要旁人帮助	3	
跌倒史		
有跌倒史	2	
因跌倒住院	3	
精神不稳定状态		
谵妄	3	
痴呆	3	
兴奋／行为异常	2	
意识恍惚	3	

项目	权重	得分
自控能力		
大便／小便失禁	1	
频率增加	1	
留置导尿	1	
感觉障碍		
视觉受损	1	
听觉受损	1	
感觉性失语	1	
其他情况	1	
睡眠情况		
多醒	1	
失眠	1	
夜游症	1	
用药史		
新药	1	
心血管药物	1	
抗高血压药	1	
镇静、催眠药	1	
戒断治疗	1	
糖尿病用药	1	
抗癫痫药	1	
麻醉药	1	
其他	1	
相关病史		
精神科疾病	1	
骨质疏松症	1	
骨折史	1	
低血压	1	
药物／酒精戒断	1	
缺氧症	1	
年龄 80 岁及以上	3	

4. 跌倒后的紧急处理　发现老年人跌倒，不要急于扶起，判断情况后进行处理。

（1）意识不清者

1）外伤出血：立即止血、包扎。

2）呕吐：将头偏向一侧，并清理口、鼻腔呕吐物，保证呼吸通畅。

3）抽搐：移至平整软地面或身体下垫软物，防止碰、擦伤，必要时牙间垫较硬物，防止舌咬伤，不要硬掰抽搐肢体，防止肌肉、骨骼损伤。

4）呼吸、心搏停止：应立即进行心肺复苏术。

5）如需搬动：保证平稳，尽量平卧。

（2）意识清楚者

1）询问、判断：老年人跌倒情况及对跌倒过程是否有记忆，如不能记起跌倒过程，可能为晕厥或脑血管意外，应立即护送老年人到医院诊治或拨打急救电话。

2）判断、求助，观察是否有剧烈头痛或口角歪斜、言语不利、手脚无力等提示脑卒中的情况，如有以上情况，应暂不挪动老年人，立即拨打急救电话，同时注意为其保暖。

3）外伤、出血，立即止血、包扎并护送老年人到医院进一步处理。

4）查看伤情：有无肢体疼痛、畸形、关节异常、肢体位置异常等提示骨折情形；有无腰、背部疼痛，双腿活动或感觉异常及大小便失禁等提示腰椎损害情形，不要随便搬动，以免加重病情，应立即拨打急救电话。

5）提供帮助：如老年人试图自行站起，可帮助老年人缓慢起立，坐、卧休息并观察，确认无碍后方可离开。

6）平稳搬运：尽量平卧休息。

7）查找跌倒危险因素：发生跌倒后，老年人均应在家庭成员、邻居、朋友陪同下到医院诊治，评估跌倒风险，制定预防措施及方案。

二、预防保健措施

1. 适当运动　应针对不同人群，由护理人员帮助老年人制订锻炼计划、内容、强度和时间，如散步、慢跑、太极拳等，对于那些曾经跌伤过的老年人维持身体功能、预防再发生跌倒损伤的作用尤其显著。老年人避免做任何使腰背过度用力的动作，不要攀高，搬重物等，不参加过于剧烈的运动。

2. 合理用药　医生在各种疾病治疗中应尽可能使用最低药物剂量，当使用了增加跌伤危险的药物时，应督促患者使用步行辅助工具；有些药物可能会引起头昏眼花的不良反应，增加跌倒的风险，如降血压药、镇静剂、安眠药、利尿剂、感冒药、抗组胺药等，服用这些药物时，应提醒老年人在服药后多休息，未完全清醒时勿下床活动，活动时放慢脚步；尽量减少复方用药；对老年人用药情况应定期复查并评价药物作用，及时停服不必要的药物。

3. 生活环境安全

（1）室温：最好不要低于20℃。

（2）室内安全：家具的摆设位置要固定，不要随意搬动，避免绊倒；室内家具尤其是床、桌、椅的高度和摆放位置应合理，移走障碍物，保持地面平坦，在楼梯、走廊、卫生间安装扶手，室内墙壁设置扶手，楼梯和台阶要有双向扶手，卫生间选用带扶手的坐式马桶为宜；阶梯边缘宜加防滑贴条，避免跌倒。

（3）光线充足：在老年人的活动范围内，室内光线应明亮、均匀、柔和、避免闪烁，光线昏暗的过道行走时应有人搀扶，夜间应在床头备手电筒或安装夜灯，以方便夜晚活动。

（4）衣物合身：老年人应穿适合自己脚型、防滑的鞋，太长或者太宽的衣服裤子、硬塑料或泡沫底的鞋子，都可能造成老年人跌倒。应购买合脚的鞋子，鞋底要粗糙、防滑，鞋内不要垫太厚鞋垫，以免影响脚底的感觉。

（5）室外安全：室外环境安全要求公共设施的建设者要考虑老年人群的生理特点，尤其是道路的防滑性能要强，经常修缮，使人行道平坦。

4. 健康教育　通过健康教育，让老年人了解跌倒的后果、危险因素以及预防措施，积极治疗可能引起跌倒的疾病，如眼部疾病等应及时予以矫治。

 知识拓展

保护骨骼、防跌倒居家健康十守则

1. 听见电话铃响时，不要慌张，从容地去接听。
2. 进出浴室、浴缸时，使用扶手协助身体移动。
3. 经过湿滑地面时，要避开，绕道通过。
4. 进入昏暗的房间时，要先开灯再进入。
5. 及时捡起家中掉落或零散在地面上的物品。
6. 有电梯可搭乘，就不要爬楼梯。
7. 随身携带辅助器具（拐杖、助行器等）。
8. 身体不适时，心情放松不急躁。
9. 空出时间适量运动。
10. 向医生咨询导致跌倒与多重药物相关的知识、信息。

（徐小晴）

第五节　疼　痛

导入情景：

贾奶奶，77 岁，3 个月前无明显诱因出现对称性多关节肿痛，呈交替游走性，累及双手指关节，双腕关节，双肘关节，双肩关节，伴晨僵，持续时间 >1h，疼痛严重时日常活动受限，入院诊断为"类风湿关节炎"。

工作任务：

1. 正确分析贾奶奶出现疼痛的原因和潜在的健康问题。

2. 对贾奶奶及其家属进行指导，介绍疼痛的预防保健措施，以帮助缓解疼痛。

一、健康问题概述

2020 年国际疼痛学会将疼痛定义为："疼痛是一种与实际或潜在的组织损伤相关的不愉快的感觉和情绪情感体验，或与此相似的经历。"疼痛已被现代医学列为继体温、脉搏、呼吸、血压之后的"第五大生命体征"。流行病学研究资料显示，65 岁以上的人群中，80%～85% 的人有一种及以上诱发疼痛的疾患。

随着年龄的增长，老年人对疼痛的敏感性下降。而他们对疼痛的忍耐，延误了慢性疼痛疾病的诊治。老年人持续性的疼痛，会使生活行为受限，经常伴有焦虑、抑郁、疲劳、食欲、睡眠障碍、行走困难、社交能力下降和康复缓慢等。疼痛不是人体老化的必然现象，但疼痛在老年人中普遍存在，而且发病因素复杂，严重影响老年人的身心健康、日常功能和生活质量。

（一）发生原因

老年人的疼痛可分为急性疼痛和慢性疼痛。慢性疾病的患病率随着年龄增长而增加，因此慢性疼痛在老年人中更为常见。

1. 根据疼痛的原因，可将慢性疼痛分为：①损伤性疼痛；②神经性疼痛；③混合性疼痛；④精神性疼痛。

（1）损伤性疼痛：指由痛觉感受器受到损伤性刺激引起的疼痛，可表现为内脏痛和躯体痛。

（2）神经性疼痛：指由周围或中枢神经系统的病理生理改变引起的疼痛，如糖尿病性神经病变、三叉神经痛，带状疱疹后神经痛、脑卒中后的中枢神经性疼痛、截肢后的幻肢痛等。

（3）混合性疼痛：指兼由以上两种致痛机制，或由其他机制产生的疼痛。

（4）精神性疼痛：指疼痛的发作、强度、迁延，恶化与心理障碍直接相关的疼痛。

2. 引发老年人疼痛的常见因素有以下几个方面:

（1）生理因素:老年人发生退行性改变,如脊柱骨关节病、老年性骨质疏松症、椎间盘退行性变、椎管狭窄症等。

1）先天发育不良:脊柱隐性裂、腰椎骶化、骶椎腰化、腰椎滑脱症、髋关节畸形、股骨头先天性发育畸形、膝关节屈曲畸形、脊柱侧弯;扁平足、下肢不等长或臀部肌力不足等。

2）病理改变:血管栓塞,组织缺血、缺氧,局部炎症浸润等均可引起疼痛。

（2）心理因素:情绪紧张或低落、愤怒、悲痛、恐惧等均能引起局部血管收缩或扩张而导致疼痛。

（3）其他:姿势不良、受凉受潮、过度劳累,肥胖、内分泌失调等。

（二）常见表现

1. 急性疼痛　是最近产生并持续较短的疼痛,一般＜2个月,多发生于伤害性刺激之后的疼痛,如创伤后痛、术后痛等,当组织损伤恢复后即减轻,急性疼痛复发也常诊断为疼痛的再次发作。

急性疼痛通常伴有恶心、呕吐和出汗,反复刺激可使疼痛强度增加。临床常见的急性疼痛分为:①躯体痛;②内脏痛;③神经痛。

（1）躯体痛:与明确的损伤和疾病有关,如术后疼痛来自皮肤或深部组织,这种疼痛通常容易定位,表现为钝痛或剧痛。

（2）内脏痛:源自脏器的浸润、压迫或牵拉,部位较深很难定位,表现为压缩性或压榨性疼痛。

（3）神经痛:指在没有外界刺激的条件下而感到的疼痛,又称为自发痛,表现为持续的压迫感、沉重感。

2. 慢性疼痛　是指持续时间较长的疼痛,一般＞3个月,通常间隔几个月或几年会复发。

慢性疼痛又分为慢性非癌痛和慢性癌痛。主要表现为三联症:疼痛、睡眠障碍与情绪失常。慢性持续反复发生的疼痛,可影响老年人的睡眠,改变老年人的情绪,导致其焦虑或抑郁,造成身心极大的伤害,并严重影响其生活质量。

3. 按WHO的疼痛分级标准进行评估,疼痛分为4级,见表8-2。

表8-2　WHO的疼痛分级标准

级别	表现
0级	无痛
1级	轻度疼痛,平卧时无疼痛,翻身咳嗽时有轻度疼痛,但可以忍受,睡眠不受影响
2级	中度疼痛,静卧时痛,翻身咳嗽时加剧,不能忍受,睡眠受干扰,要求用镇痛药
3级	重度疼痛,静卧时疼痛剧烈,不能忍受,睡眠严重受干扰,需要用镇痛药

二、预防保健措施

1. 心理疏导　疼痛是一种主观感受，能引起不良情绪。因此应指导家属态度和蔼、语言亲切，给予疼痛老年人理解支持。良好的心理疏导可以消除老年人的不良情绪，增强战胜疼痛的信心。

常用心理疏导法：

（1）呼吸止痛法：疼痛时深吸一口气，然后慢慢呼出，而后慢吸慢呼，反复交替。

（2）分散注意力：如引导老年人看电视、读书、看报、讲笑话、与他人聊天等，将注意力转移到其他事物上，疼痛感会减轻。

（3）精神放松法：嘱老年人集中注意力，闭上双眼，想象自己身处一个空气清新的公园，再配以优美的音乐，使其精神放松，从而减轻疼痛。也可回忆一次难忘的聚会、一次愉快的旅行等。

2. 改善环境　疼痛老年人一般应安置在比较安静的房间，避免嘈杂刺激；特别是睡眠质量不好的疼痛老年人，尽量不要惊扰；长期卧床老年人应定时协助其翻身及变换体位，给予局部清洗并适当按摩，尽可能满足其对舒适的需求，同时做好各项清洁卫生护理，以防发生压疮。

3. 物理止痛　冷、热疗法可以减轻局部疼痛，如扭伤早期可用局部冷敷来消肿止痛，胃肠道痉挛可用热敷来解痉止痛。

4. 合理运动　运动可以增强老年人骨骼承受负荷及肌肉牵张的能力，帮助恢复身体的协调和平衡能力，还可调节情绪，振奋精神，缓解慢性疼痛，提高生活质量。

5. 用药指导　疼痛老年人应及时就诊，以寻找病因，并严格遵医嘱用药，注意药物的不良反应；尤其严禁随意给老年人服用镇痛药，以免掩盖症状，延误病情。

6. 中医止痛　是通过针灸、推拿、刮痧等传统的中医方法，刺激人体的经络和腧穴而起到疏通经络、调和气血、扶正祛邪的作用，从而达到防治疼痛的目的。如牙痛时，点按合谷穴（下牙痛）1min，力量由轻渐重；点按下关、颊车穴（上牙痛）1min并配合指揉，可达到良好的止痛效果。

 知识拓展

有效缓解老年人关节痛的方法

1. 控制体重　老年肥胖者的关节背负着沉重的压力，因此应控制体重减轻负重，从而减少炎性物质的释放，缓解关节疼痛。

2. 适度运动　老年人容易出现关节疾病，如再进行剧烈运动，可能会使关节疾病加重，继而引发关节疼痛。所以应选择舒缓、慢节奏如太极拳、广场舞等锻炼方式，且注意正确的运动方法,以防出现拉伤或关节疼痛。

3. 心理调适　很多关节疼痛与心理有关,想要缓解关节疼痛,就要学会放松自我,减轻心理负担。

4. 冷热疗法　热敷或冷敷都能减轻关节疼痛的症状,但要根据关节疼痛的具体情况,在医生指导建议下进行。

（雒翠林）

第六节　骨 质 疏 松

 工作情景与任务

导入情景:

李奶奶,76 岁,慢性腰疼 10 余年,时轻时重。2h 前下楼梯时不慎跌倒,跌倒后出现左髋部疼痛、肿胀,不能站立和行走。家人立即送往医院急诊,X 线检查显示:左股骨颈骨折。

工作任务:

1. 正确分析李奶奶出现骨质疏松症的原因和潜在的健康问题。

2. 根据李奶奶目前的情况,为了控制和改善病情,需尽可能提高李奶奶的生活质量,对李奶奶及家属进行骨质疏松症的健康保健指导。

一、健康问题概述

骨质疏松症是以骨量减少和骨组织微细结构破坏为特征,导致骨脆性增加、易发生骨折的一种代谢性疾病。主要表现为单位体积内骨量减少,骨基质有机成分及钙盐沉着降低,但基本结构保持不变。我国首次骨质疏松流行病学调查显示,65 岁以上老年女性患病率为 51.6%,老年男性患病率为 10.7%。故此病与糖尿病、老年痴呆一起被列为三大重点攻关的老年性疾病。患骨质疏松症的老年人极易发生髋部、腕部、脊椎等多处脆性骨折,发生髋部骨折后一年内病死率约 20%,致残率达到 50%,因此骨质疏松症是引起老年人卧床率和伤残率增高的主要因素。

（一）发生原因

老年骨质疏松症的发生原因尚未完全清楚,但认为与下列因素有关:

1. 遗传因素　不同种族和不同母系家族史人群,峰值骨量不同。骨质疏松症多见于白种人,其次为黄种人,而黑种人最少;母系家族史峰值骨量较低者发生骨折危险性比正常者高 3～4 倍。

2. 生化因素　性激素在骨质生成和维持骨量方面起着重要的作用。睾酮在骨内转化为二氢睾酮,对成骨细胞有增殖作用;雌激素能抑制甲状旁腺素活性,减缓骨质的丢失;老年人性功能减退,性激素水平下降,导致骨形成减少,吸收增加,骨量下降。如绝经期后的妇女。

3. 生活因素　钙是骨矿物质中最主要的成分,维生素D可促进骨细胞的活性作用,磷、蛋白质及微量元素可维持钙、磷比例,有利于钙的吸收。老年人牙齿脱落及消化功能降低,易致各种维生素及微量元素摄入不足,使骨的形成减少而发生骨质疏松症;长期过量饮酒会加快钙质的流失;咖啡、浓茶和可乐等碳酸饮料内含有咖啡因,有兴奋神经的作用,过量饮用可产生轻度利尿作用,增加尿钙排出。此外,老年人户外活动减少,缺乏有效骨循环刺激,成骨细胞活性降低,破骨细胞活性升高,骨质脱钙加速,导致失用性骨质疏松的发生。

4. 疾病因素　如果老年人有影响骨代谢的疾病或存在长期服用影响骨代谢的药物(如糖皮质激素、苯巴比妥、肝素、免疫抑制剂等)情况,也会增加骨质疏松症的发病率。

（二）常见表现

1. 腰背疼痛或全身骨痛　腰背疼痛是骨质疏松症老年人最常见的临床症状,甚至有些老年人出现不明原因的周身疼痛,占所有症状中的 70%～80%。其疼痛的典型特点是沿脊柱向两侧扩散,长久站立或坐位时疼痛可加重,仰卧休息后疼痛减轻。

2. 身高缩短、驼背　随着年龄的增长,许多老年人会发现身形逐渐变矮,甚至出现"驼背"。这是因为脊椎是人体的支柱,负重量大,容易被压缩变形,使脊柱向前倾斜,背曲度加大,随着年龄增长,骨质疏松加重,驼背曲度加大。

3. 骨折　骨折是骨质疏松症最严重的并发症。常因轻微活动或创伤(如打喷嚏、弯腰、负重等)而诱发骨折,常见部位为髋部及脊椎,发生率随着年龄增长而迅速增加,大于85岁者每增加1岁,骨折将增加3%以上。

4. 呼吸功能下降　由于脊柱弯曲、椎体骨折等导致胸廓畸形,老年人的肺或支配神经受压,都可能影响肺功能。

二、预防保健措施

向老年人介绍骨质疏松症的相关保健知识,包括讲解补钙及防治骨质疏松症的重要性,做到早期预防、早期治疗。

（一）早期预防

1. 级预防　骨质疏松症是无法逆转的,故一级预防的关键就在于获得理想的骨峰值,增加骨钙的储备,所以一级预防应从婴幼儿抓起。

（1）孕期及哺乳期妇女应注意多摄入含钙丰富的食物、蔬菜,如牛奶、海带、虾皮、芝麻、黑木耳、绿色蔬菜等,确保每天钙的摄入量在 1 500～2 000mg。如果孕妇经常出现关节痛、抽筋、腰背痛、乏力等症状,应警惕缺钙。

（2）儿童及青少年应注意不偏食,不挑食,不过度减肥,注意合理多样化饮食,同时坚持科学合理的生活方式,多进行户外体育锻炼等,尽可能保存体内钙质,提高骨量,预防骨质疏松。

2. 二级预防　主要针对中年人,尤其是绝经期妇女,重点在于减少骨钙的流失。医学专家多主张妇女在绝经后3年内应坚持长期雌激素替代治疗,并预防性补钙。活性维生素D及钙的补充有利于预防骨质疏松。适量的运动能增强肌肉张力及身体平衡能力,预防跌倒,也是降低骨质疏松发病率的重要措施,跳跃运动是预防骨质疏松最有效的运动项目。另外,绝经期妇女及60岁以上男性有必要每1～2年进行一次骨密度的测定,若发现骨密度偏低,应及时接受药物治疗,并加强营养及锻炼。

3. 三级预防　是针对骨质疏松老年人,预防的关键在于缓解疼痛,减少钙流失,预防损伤,避免畸形。

 知识拓展

世界骨质疏松日

每年的10月20日是世界骨质疏松日。2021年"世界骨质疏松日"中国的宣传主题是"骨量早筛查,骨折早预防"。专家表示,骨骼健康防护贯穿我们生命全周期,均衡饮食、充足光照,提倡养成健康生活方式,必要时采取药物治疗。并建议,骨质疏松预防的关键是早诊断,身高变矮、腰背疼痛都是需要就诊的信号。40岁以后做第一次骨密度检测,50岁以后每年做一次骨密度检测,了解自己的骨量水平,才能做到早诊断、早治疗。

（二）饮食保健

1. 摄入富含钙和维生素D的食物　含钙高的食物有乳制品、豆制品、鱼类、芝麻酱、海带、蘑菇、坚果类及新鲜蔬菜等,富含维生素D的食物有牛奶、鸡蛋、瘦肉、动物内脏、鱼肝油等。专家建议骨质疏松老年人每天应摄入1L牛奶或奶制品,保证每日钙摄入量在1500～2000mg,摄入不足者应补充钙片。

2. 摄入适量蛋白质　过多摄入蛋白质可导致体内形成酸性环境,增加尿钙排出。

3. 控制食盐摄入　过咸饮食,使得尿钠排出增多,同时,钙的排出量也会增加。

4. 选用适宜烹调方法　在熬制动物骨头汤时可加入适量醋,有利于骨骼中钙的释放,促进人体对钙的吸收;菠菜含有较多草酸,其影响钙的吸收,在烹饪前应先用开水焯一下。

5. 避免不良嗜好　戒烟酒、咖啡、浓茶和可乐等碳酸饮料,尽可能保存体内钙质,提高骨量,预防骨质疏松。

（三）活动保健

1. **适当户外运动**　日光照射可增加体内维生素 D 的合成，促进钙的吸收；运动则可强壮肌肉及骨骼，提高人体平衡能力，预防跌倒。适合老年人的运动项目包括太极拳、体操、慢跑等，老年人可根据自身的健康状况及爱好选择运动项目，但要注意患骨质疏松症者不可进行跳跃运动以免造成骨折。

2. **保持正确姿势**　日常生活中应注意保持正确的姿势，切忌弯腰驼背。坐位时最好选择有靠背的坐椅，避免跪坐的方式。睡眠时床垫应选择硬板床或较硬的棕垫等，避免脊柱畸形。

3. **减少意外跌倒**　为老年人提供安全的生活环境，如光线应充足，地面避免光滑或潮湿，卫生间和楼道安装扶手等；日常用品应固定放置，并放在易取之处，尽量避免弯腰、负重等动作，以减少意外跌倒的发生；指导老年人选择舒适、防滑的平底鞋，最好不要穿系带鞋，裤子或裙子不宜过长，以免上下楼梯时踩到绊倒、滑倒；活动时一定要小心，如起床、站立、行走时一定要慢，走路时，每一步都要放稳了再走，以防跌倒；当觉得头晕、双眼发黑、双腿无力、走不稳或不能走时，一定要立即原地扶稳、坐下或靠墙，不要急于行走并呼叫他人帮助，避免可能引发意外跌倒的因素。

（四）减轻或缓解疼痛

卧床休息可使腰部软组织和脊柱肌群得到松弛，显著减轻疼痛。应卧于加薄垫的木板或硬棕床垫上，仰卧时头不可过高，在腰下垫一个薄枕；也可通过洗热水澡、按摩、擦背以促进肌肉放松；还可选用其他缓解疼痛的方法，如音乐疗法、暗示疏导等；骨质疏松症老年人应及时就诊，以寻找病因，对疼痛严重者可遵医嘱，使用镇痛药、肌肉松弛药、促进钙吸收及抑制骨质分解的药物如降钙素，活性维生素 D、钙片、氟化物等；对骨折者应通过牵引或手术方法最终缓解疼痛。

（五）心理保健

良好的心态有助于调动人体的内在潜能，调节胃肠及内分泌功能，促进食欲，加快新陈代谢；反之，抑郁、悲观等不良情绪则抑制食欲，降低运动愿望，可加重骨质疏松。因此，应通过多与他人交流、参加集体活动、寻求心理咨询师帮助等方式来调节情绪，保持良好的心态。

（雒翠林）

第七节　视听障碍

视听障碍会影响老年人的生活自理能力，因此需要加强对老年人进行视听障碍的预防保健指导。

一、视 觉 障 碍

导入情景:

张爷爷,77岁,诊断为糖尿病7年。近2个月来经常出现无明显诱因自觉视力下降,尤其看不清小物体,将书报拿远才能看清;夜间视力较差,不能忍受强光刺激。用眼时间稍长,就会感觉眼睛发胀、干涩、疲劳难忍。偶有头痛,食欲尚好,平日不喜欢运动,日常由家人照料。

工作任务:

1. 正确分析张爷爷出现视物模糊的原因和潜在的健康问题。

2. 根据张爷爷目前的情况,对他及家属进行健康保健指导。

(一)健康问题概述

视觉障碍是指由于先天或后天原因导致视觉器官(眼球视觉神经、大脑视觉中心)的构造或功能发生部分或全部障碍。与衰老有关的视功能改变主要有老视、视敏度或对比视敏度下降、暗适应能力下降和视野缩小等。60岁以上的老年人中80%患有一种或几种眼科疾病,老年性眼科疾病可加重或促进老年人的视觉障碍。

1. 发生原因

(1)生理因素

1)老视:由于老年人晶状体核逐渐变大、变硬、失去弹性,导致晶状体调节能力减弱,老花眼程度日渐加深。

2)暗光的适应能力明显减退:由于老年人瞳孔散大迟缓,视网膜部分功能减弱,导致其急速进入昏暗环境后,不能即刻判断所在位置和方向,使老年人对暗光的适应能力明显减退。

3)视野缩小:随着年龄的增加,老年人瞳孔括约肌张力相对增强,其瞳孔始终处于缩小状态,使得进入眼内的光线减少,视野明显缩小。

(2)病理因素:由于晶状体随年龄增加呈现混浊,常可致老年性白内障、青光眼、老年性黄斑变性等眼科疾病,这些疾病会引起屈光改变、眼底和视神经病变,使老年人的视力明显减退,甚至失明。

2. 常见表现

(1)视力减弱:随着年龄的增加,老年人近视力降低的程度较远视力降低更明显。

(2)老视:是指由于年龄增长所致的眼生理性调节减弱。主要表现为:①视近物困难:看清小物体的能力下降,将书报放远才能看清;②视觉疲劳:用眼时间稍长,就会感觉眼睛发胀、疲劳难忍。

（3）深度视觉下降：分辨远、近物体相对距离的能力下降，有时无法判断距离的远近和深度，易造成行走、上下楼梯或台阶时跌倒，甚至发生意外。

（4）暗适应力降低：夜间视力较差，不能忍受强光刺激。

（5）色觉和视野改变：对颜色的分辨力下降，红、橙、黄色的色觉好于蓝、绿、紫色。

（6）视野缩小：呈现"管状视野"，容易摔倒。

（二）预防保健措施

1. 早期预防

（1）保护视力、避免眼部疲劳：建议老年人控制看书、写字、看电视、手机的时间，最好不要持续超过45min。每隔半小时左右向远处眺望，间隔1~2h到户外活动，以缓解眼部疲劳。户外活动光线强烈时，应佩戴深色眼镜及遮阳物品。不在暗光、卧床、行走、乘车等不适宜的条件下阅读，阅读材料要印刷清晰、字体较大，如书本、麻将或扑克牌、商品标示、电话按钮等，且最好用淡黄色的纸张，避免用蓝、绿、紫色背景。另外，使用放大镜有助于老年人阅读及购物行动方便。

（2）尽早发现、及时治疗：对于年龄在65岁以上、身体健康且近期无自觉视力减退的老年人，应每年进行1次眼科检查；患糖尿病、心血管疾病的老年人应每半年检查1次；近期自觉视力减退或眼球胀痛伴头痛者，应及时做相关视力检查。积极治疗包括与视觉功能改变有关的全身性慢性疾病和眼科疾病，如老花眼、青光眼、白内障等。

 知识拓展

老花眼日常生活管理

1. 休息与运动

（1）规律作息，保证充足的睡眠时间。

（2）多做运动，尤其是登山等户外活动。

（3）养成良好的阅读习惯，注意阅读姿势，尽量避免躺着看书，感觉眼睛疲劳时要及时休息。

2. 饮食　多吃富含蛋白质和维生素的食物，如瘦肉、禽蛋、牛奶、鱼、虾和当季水果等。在日常饮食中增加胡萝卜、动物肝脏、黑芝麻和黑豆等有助于减缓视力衰退，胡萝卜在烹饪时最好选用油煎、炒等方式，以利于脂溶性维生素的溶解和吸收。

3. 保健指导

（1）眼部保健指导

1）冷水洗眼：每天晨起洗脸时，先将双眼浸泡于冷水中1~2min，然后擦洗脸部及眼周围肌肉，最后用双手轻轻搓揉眼部20~40次。

2）经常眨眼：可利用一睁一闭的眨眼方式来锻炼眼部肌肉，闭眼时停留时间略长一些，同时用双手轻揉眼睑，以增加眼球的湿润度。

3）热敷眼部：每晚临睡前，用40～50℃的温湿毛巾敷盖在额头和双眼部位，约热敷3～5min。

4）静坐按摩：每日晨起端坐，轻闭双眼调和气息，使眼部放松，双手示指微曲，大拇指抵住两侧太阳穴，其余三指呈握拳状，用微曲示指上侧缘从内眼角沿上眼眶向外眼角按摩21次，闭眼片刻后，忽然大睁，如此反复3遍。

5）转动眼球：站立或坐位，两脚分开略宽于肩，头稍后仰，瞪大双眼，尽量使眼球向外突出，头部保持不动，将眼球从左向右转动7次，同法反向转动；再由上而下移动7次，同法反向移动。重复做3遍。

（2）饮食指导：老年人应适当增加维生素的摄入，维生素A是维持暗视力的重要物质，一旦缺乏就会导致夜盲症。平时可多食用胡萝卜、动物肝脏、菠菜、牛奶等补充维生素A；维生素B可以构成辅酶，维持神经的正常功能，促进神经组织发育，还可以营养视网膜的神经纤维，保证视网膜功能的正常。可多食用肉类、豆类、谷类等补充维生素B，保护视力；维生素D能够促进钙的吸收，防止缺钙，也能够抑制眼睛眼轴的拉长，防止近视。日常可以多吃含维生素D的食物，比如牛奶、鸡蛋等。

（3）居室环境指导

1）光线适宜：室内阳光应充足，避免直接的灯光和刺眼的强光；老年人经常活动的场所，如卧室、通道及浴室应有适当的夜间照明设备；叮嘱老年人起夜务必适应光线后再下床或移动；选用无反光材质的地板、桌面，不要将反光物品（如电视、镜子、镜框）接近照明处，适当地使用窗帘避免阳光直射。

2）物品放置：老年人使用的物品应简单、特征性强，放置要相对固定、有序。眼镜、放大镜、台灯等应放在老年人易于拿取的地方。在室内摆放一些绿萝、吊兰、仙人掌等防辐射的植物，保护眼睛。

（4）滴眼剂使用指导：使用滴眼剂前应检查有无混浊、沉淀及变色，是否在有效期内。正确的滴眼剂使用方法是：洗净双手，用示指和拇指分开眼睑，眼睛向上看，将滴眼剂滴至下穹窿内，闭眼，再用示指和拇指提起上眼睑，使滴眼剂均匀地分布在整个结膜腔内。滴药时注意滴管不可触及角膜。

（5）心理疏导：由于视力减退，使老年人日常生活能力下降，社交活动减少，可能出现孤独、沮丧等情绪，应指导家属支持理解老年人，加强有效沟通和交流，缓解不良情绪。

二、听觉障碍

 工作情景与任务

导入情景：

李奶奶，82岁，3年前出现听力下降，1年来病情逐渐加重，听不清别人说话，在人群中说话减少甚至不参与谈话，影响交流和休息。近2月来出现了耳鸣，尤其右耳比较严重，耳鸣较重时，需要用手拍打耳朵，才稍有缓解。

工作任务：

1. 正确分析李奶奶出现听力下降的原因和潜在的健康问题。

2. 根据李奶奶目前的情况，对她及家属进行健康保健指导。

（一）健康问题概述

听觉障碍是听觉系统的传音或感音部分发生器质性或功能性病变，导致听力损害，以致影响人际语言交流。随着年龄的增长，老年人听觉功能逐渐退化，听力下降，听觉器官的老化使得听觉功能障碍，称为老年性耳聋，绝大多数不可被治愈或逆转。世界卫生组织数据显示，全球65岁以上老年人约有1/3存在中度或中度以上的听力损失。听力障碍仅次于关节炎、高血压，是全球发病率第三高的慢性疾病。

1. 发生原因

（1）生理因素：老年人全身组织趋于退化，因此内耳和听神经也发生退行性改变。另外，中枢神经发生萎缩，也可导致老年性听力障碍。

（2）疾病因素：老年人易患动脉硬化、高血压、高血脂等，使内听动脉也发生硬化，供应内耳的血液和氧气减少，引起听神经的组织变性，听力便会下降；尤其是高血压、糖尿病、甲状腺功能减退的老年人听力障碍出现早、发展快。

（3）营养因素：长期进食高脂肪、高盐、高糖的食物，容易导致老年性疾病及相关的老年性耳聋。另外，老年人耳蜗血运中锌含量下降，会影响耳蜗功能而导致听力减退，故缺锌也是听力下降的因素之一。

（4）药物因素：老年人对耳毒性药物敏感，尤其是对耳毒性的抗生素，如氨基糖苷类（链霉素、庆大霉素）、抗真菌药敏感，使用不当易造成内耳损伤，听力越来越差。

（5）其他因素

1）噪声影响：如老年人长时间接触机器轰鸣、车辆喧闹、人声喧哗等各种噪声，就会对耳蜗毛细胞造成损伤，影响听力。

2）吸烟危害：香烟中的二氧化硫、尼古丁、煤焦油会刺激内耳听动脉，使之痉挛、缺血、缺氧，造成耳蜗毛细胞变性、退化而听力下降。

3）紧张疲劳：长期处于精神高度紧张或身体疲劳状态，均易使耳鸣加重。

4）耵聍阻塞：耵聍（俗称耳屎）阻塞容易造成耳朵发炎及受伤，也会影响听觉。

2. 常见表现　老年人出现说话习惯改变，如大声说话或希望别人大声说话、经常要求重复讲述、在人群中减少说话或不参与谈话等，应及时观察其听力。老年人听力障碍有以下几个特点：

（1）听力下降：表现为60岁以上出现原因不明的双侧、对称性、进行性听力下降，高频听力减退比低频明显，听人说话喜慢喜静。

（2）常有耳鸣：常为高频，开始时为间歇性，在夜深人静时出现。以后渐变为持续性，白天也可听见。

（3）重听现象：表现为低音听不见而高音又感觉刺耳难受。

（4）音素衰退：语言分辨率与纯音听力不成比例，即称"音素衰退"。多数情况下纯音听力减退不及语言听力严重，语言理解力下降，常出现"打岔"现象，年龄越大此种现象越明显。

（二）预防保健措施

1. 早期预防

（1）保护听力、避免诱因：①如随意掏耳朵或方法不当，就会对外耳道造成损伤、感染或发炎，甚至会破坏鼓膜，导致听力下降；②避免服用耳毒性药物，确需使用时应严格遵照医嘱服用，并加强观察药物的不良反应；③老年人如长时间生活在噪声环境中，会使原本开始衰退的听觉更容易疲劳，导致内耳的微细血管常处于痉挛状态，内耳供血减少，听力急剧减退，甚至引发噪声性耳聋，应尽量避免噪声的干扰；④按摩耳垂前后的处风穴（在耳垂与耳后高骨的凹陷处）和听会穴（在耳屏前下方，下颌关节突后缘凹陷处），每日早晚各按摩一次，每次5~10min，长期坚持可以增加内耳的血液循环，起到保护听力的作用。

（2）尽早发现、及时治疗：老年人一旦发觉耳鸣或听力下降，应立即到耳鼻喉科进行听力检查，早诊断早治疗，从而降低老年性耳聋的发病率；还应指导老年人积极治疗慢性疾病如高血压、冠心病、动脉硬化、糖尿病，以减缓对血管的损伤。

 知识拓展

预防耳聋的按摩

经常按摩耳朵可以疏通经络、运行气血、调理脏腑功能，预防和缓解耳聋。按摩时要轻柔，以不感觉疼痛、耳郭发红发热为宜，每次3~5min，晨起和睡前各做一次，并长期坚持。具体按摩方法是：

1. 按摩耳郭　双手握空拳，用拇指和示指沿耳郭上下来回按摩，直至耳郭充血发热。

2. 下拉耳垂　用双手拇指和示指捏住耳垂向下拉，手法由轻到重，每次15~20次。

3. 推摩耳根　示指放在耳前,拇指放在耳后,沿耳根由下向上推摩,每次40~50次。推后感觉耳部、面部、头部发热。

4. 上拉耳郭　用右手绕过头部拉住左耳郭向上拉20次,再用左手以同样的方法拉右耳郭20次。

2. 保健指导

（1）生活指导

1）建立健康的生活方式:老年人宜居住在比较安静、舒适的环境中,起居定时,经常参加适宜的体育活动,如郊游、散步、打太极拳、练气功等,促进全身血液循环,改善内耳器官的代谢。

2）创造良好的交流环境:老年人家中的电话听筒、门铃加增音装置,门铃与室内灯相连接,门铃按响时室内灯同时亮起,使老年人能及时应门;帮助其把需要解释和说明的事记录下来,使因听力下降引起的交流障碍影响减至最小。

3）选戴合适的助听器:经专业人员测试后应根据老年人的要求和经济情况选戴助听器。教会其如何将助听器装置放入耳内、正确使用各种开关和安装、置换电池的方法。告知老年人配戴助听器有3~5个月的适应过程,并进行对话训练。

（2）饮食指导:清淡饮食能减少外源性脂肪的摄入,尤其要注意减少动物性脂肪的摄入。多吃富含钙、铁、锌、维生素的食物,如牛奶、鸡蛋、瘦肉、萝卜、白菜、卷心菜、油菜等;少吃高脂肪、高胆固醇、过甜、过咸食品。老年人应戒除烟酒,因烟酒对听神经有毒害作用,会使小血管痉挛、血流缓慢、黏度增加,造成内耳供血不足,从而促发耳聋。

（3）耳部保健:教会老年人局部保健按摩,用手掌和手指按压耳朵,环揉耳屏,每日3~4次,以增加耳膜活动,促进局部血液循环,防止听力下降。

（4）心理疏导:听觉出现障碍的老年人常发生心理改变,如疏离亲友、拒绝社交、孤僻多疑、忧郁压抑、妄想易怒等情况,因此应指导亲友多与老年人交谈沟通,帮助其宣泄转移情绪。交谈应选择在安静的环境中进行,交谈中要语气亲和,适当提高说话声音、吐词清楚、减慢语速、适时利用非语言沟通,并耐心倾听。

（雒翠林）

第八节　皮肤瘙痒

 工作情景与任务

导入情景:

贺爷爷,78岁,主诉全身皮肤瘙痒5月余。起初皮肤瘙痒感仅局限于躯干,逐渐扩展至全身,夜间加重。体格检查全身未见皮疹,仅见抓痕及血痂,尤以背部、四肢明显。既往无糖尿病、肝胆疾病史。

工作任务：

1. 正确分析贺爷爷出现皮肤瘙痒的原因和潜在的健康问题。

2. 对贺爷爷及其家属进行指导，介绍皮肤瘙痒的预防保健措施，以帮助减轻瘙痒。

一、健康问题概述

瘙痒症是一种仅有皮肤瘙痒而无原发性皮肤损害的皮肤病。瘙痒是皮肤或黏膜的一种引起搔抓欲望的不愉快感觉。老年性瘙痒症多因皮脂腺功能减退，皮脂分泌减少，皮肤干燥和退行性萎缩或过度洗烫等因素诱发，可发生在四肢及躯干。皮肤瘙痒症在我国老年人口中，患病率达 10% 以上，不仅和老年人的生理变化有关，而且与许多系统疾病有关，是一些疾病发出的信号，需要引起重视。

（一）发生原因

1. 皮肤因素　皮肤干燥是老年人皮肤瘙痒最常见的原因。老年人由于年龄逐渐增长，皮脂腺和汗腺的分泌功能日趋下降，皮肤逐渐衰老松弛，激素水平也开始下滑，导致皮肤含水量减少，脆性增加，容易出现瘙痒，稍有抓挠还容易出血。

2. 疾病因素

（1）内分泌紊乱：如甲状腺功能亢进的老年人，由于皮肤血液循环加快，皮肤温度增高，导致皮肤发痒，尤其夜间瘙痒更剧；糖尿病老年人由于血糖增高，身体防御病菌的能力降低，而容易发生感染，继而引发皮肤瘙痒。

（2）中枢神经系统疾病：脑动脉硬化的老年人，常发生阵发性瘙痒；脑肿瘤老年人当病变浸润到第四脑室底部时，也常引起面部鼻孔附近皮肤剧烈而持久的瘙痒，继而发展到整个面颊。

（3）淋巴系统肿瘤：如蕈样肉芽肿、霍奇金淋巴瘤等或骨髓增生疾病者，常伴有全身性瘙痒。

3. 神经精神因素　神经功能障碍或情绪过度紧张、兴奋、忧郁、焦虑、急躁都可能是神经性皮炎的诱因。

4. 气候、温度变化　冬季气候寒冷干燥，人体皮肤也变得干涩粗糙，甚至表皮脱落，容易使皮内神经末梢受刺激而发痒；皮肤温度升高或皮脂腺分泌减少，都可引起皮肤瘙痒。

5. 生活习惯　常使用强碱性肥皂、清洁护肤品不当、衣物刺激以及生活环境的改变均可引起瘙痒发作或加重。

6. 过敏体质　由食物、药物、虫毒或其他物质过敏引发，如花粉过敏或接触过敏原，多发生于过敏体质。

（二）常见表现

1. 老年性瘙痒症常以躯干最痒　全身性瘙痒起初仅局限于一处，逐渐扩展到全身。

局限性者,发生于身体的某一部位,以肛门、阴囊及外阴等处多见。

2. 无原发性皮损　由于搔抓可引起皮肤上出现抓痕、丘疹、血痂、色素沉着、湿疹样变及苔藓样变,造成皮肤继发性损害。

3. 阵发性剧烈瘙痒　瘙痒发作尤以夜间为重,严重者呈持续性瘙痒伴阵发性加剧。饮酒、咖啡、浓茶、情绪变化、辛辣饮食刺激、机械性搔抓、衣服被褥摩擦、甚至某种暗示都能促使瘙痒的发作和加重,有时伴有烧灼、虫爬及蚁行等感觉。

二、预防保健措施

(一)早期预防

1. 科学预防、避免刺激　情绪激动、精神紧张会加重瘙痒,应避免烦躁和焦虑不安,树立信心,及时调整心态;避免搔抓、洗烫、暑热、寒冷刺激;还应避免接触过敏原,如食物、药物(不滥用强刺激的外用药物)、花粉、刺激性护肤品、虫毒等。

2. 积极治疗原发病　如糖尿病、尿毒症、胆结石、脑瘤和感染等。

(二)保健指导

1. 良好生活习惯　早起早睡,适当锻炼,及时增减衣物,避免冷热刺激,保持室内温湿度适宜。

2. 科学洗澡　洗澡水温以40℃左右(以老年人感觉舒适)为宜,浴后全身涂抹润肤乳液。皮肤瘙痒者洗澡时间不宜超过15min,次数适当减少。洗澡时不宜用力搓洗和使用碱性大的肥皂,以免刺激皮肤加重病情。

3. 衣物舒适　化纤类、毛类或混纺类质地的毛巾、袜子、内衣裤等以及一些含有甲醛的粗劣质衣物,对皮肤均有刺激。因此,应尽量选择纯棉、宽松柔软的衣物,床单位用物也以棉质为佳;同时衣物洗涤时,不可用消毒液浸泡,宜用中性洗涤剂,清水充分冲洗后太阳直接晒干,或用干衣机烘干,对衣物起到物理消毒的作用。

4. 合理饮食　老年人消化、吸收功能差,饮食以清淡平和为宜。可多食牛奶、蛋类、瘦肉、豆制品及新鲜蔬菜和水果,适当补充维生素C、维生素B及维生素E等,同时要适量饮水,以补充体内水分。对于各种刺激性食物、饮料、嗜好品要合理选择,尽量避免烟酒、浓茶、辛辣食物,不宜食虾蟹海鲜,以防诱发瘙痒。

 知识拓展

老年人皮肤瘙痒保健食疗

(1)梨:梨中含有丰富的膳食纤维和维生素B族,汁多渣少,可以缓解皮肤瘙痒和干燥,老年人可坚持每天吃梨。

(2)蜂蜜:蜂蜜具有润肠通便的效果,常喝蜂蜜可以帮助排除体内毒素。每天一杯蜂蜜水,对于缓解皮肤敏感、瘙痒等症状有很大的帮助。

（3）燕麦:燕麦中含有丰富的维生素、矿物质以及植物脂肪,所以燕麦具有滋润肌肤以及抗氧化的作用,还可以抵抗肌肤炎症,适合容易皮肤瘙痒的人吃。

（4）豌豆:豌豆中含有维生素A原,摄入后可以转化成维生素A,对皮肤瘙痒有很好的改善作用,所以常吃豌豆能够缓解皮肤瘙痒的症状。

5. 慎重用药　不适当的外用药会刺激皮肤,加剧瘙痒。可用炉甘石洗剂、止痒水及激素类软膏,或适当服用抗过敏药物,如西替利嗪、氯雷他定等。

6. 避免搔抓　瘙痒会引起皮肤损害而导致化脓性感染,瘙痒难忍时可用指腹按摩代替抓痒,以减轻痒感。

7. 心理护理　鼓励老年人积极参加健身操或看电视、听音乐、聊天等培养兴趣爱好,使其保持愉快的心情,转移对"痒"的注意力,防止精神因素加重瘙痒;教会老年人转移瘙痒的技巧,如皮肤拍打法——轻轻地拍打皮肤,刺激皮肤止痒等,以减少对皮肤的搔抓。

章末小结

　　本章学习重点是老年人食欲缺乏、便秘、睡眠障碍、跌倒、疼痛、骨质疏松、视听障碍、皮肤瘙痒常见健康问题的预防保健措施。学习难点为老年人常见健康问题的发生原因及常见表现。在学习过程中注意根据老年人的特点,分析引起老年人常见健康问题的因素,注重对老年人选择恰当合适的预防保健措施,提高运用保健知识解决老年人常见健康问题的能力。根据疾病的三级预防策略,重在病因预防,加强健康教育,提升老年人的生存质量,享受健康、幸福的晚年生活。

（雒翠林）

思考与练习

1. 简述老年人食欲缺乏的原因及预防保健措施有哪些?

2. 对于便秘的老年人,应如何进行保健指导?

3. 简述睡眠障碍的表现及诱导睡眠的方法有哪些?

4. 如何评估老年人跌倒的危险因素? 预防老年人跌倒的保健措施有哪些方面?

5. 缓解老年人的疼痛有哪些方法?

6. 老年人视觉障碍的发生原因有哪些因素? 如何早期预防视觉障碍?

7. 对皮肤瘙痒的老年人,应从哪些方面进行保健指导?

8. 简述老年人骨质疏松症的常见表现,早期预防保健措施有哪些?

附 录

实 训 指 导

实训项目一　颈椎康复的保健指导

【实训目的】

1. 关爱老年人,具有高度责任感,维护老年人的身心健康。

2. 促进颈椎区域的血液循环,消除组织瘀血水肿,同时可牵拉颈部韧带,放松肌肉。

3. 增强颈部肌肉,提高颈部对疲劳的耐受能力,以改善颈椎的结构稳定性。

4. 熟练掌握老年人颈椎操的指导方法,开展保健指导,减轻颈椎不适症状。

【实训准备】

1. 用物准备　床或椅子。

2. 环境准备　环境安静整洁、安全舒适,光线适中、温湿度适宜。

3. 老年人准备　安静状态下,穿棉质、柔软舒适衣物。

【实训学时】

1学时。

【案例资源】

男性,68岁,退休后酷爱写作,一年来时常出现颈肩部不适、僵硬等症状,伴有右上肢麻木,严重时疼痛,偶尔有头晕、恶心。遂就医,诊断为颈椎病(神经根型)。

体格检查:神志清楚,精神尚可,BP 125/75mmHg,HR 70次/min,心电图示窦性心律、律齐,压头试验及臂丛神经牵拉试验阳性。

辅助检查:磁共振示颈椎曲度变小,颈3~4、颈4~5椎间盘突出。

既往史:患者高血压史6年,血压控制理想;否认慢性头晕头痛。

讨论:针对当前状况,如何对患者及家属进行颈椎操的保健指导?

【实训方法与过程】

1. 实训方法　教师介绍本次实训的目的与要求,详细讲解示范操作,将学生分为若干组(每组4人),分角色扮演老年人与护士,体验颈椎康复操的运动保健方法;各组内演练评价;教师组织组间互评后,再结合评价反馈总结归纳,进一步拓展视野,完善知识体系;学生结合本组讨论及角色扮演情况,对照他组自我评价,小组互评,教师总结评价,完成实训报告。

2. 操作过程　准备姿势:全身放松站立或坐立,两脚分开与肩同宽,两臂自然下垂,均匀呼吸。

(1)手掌擦颈:双手十指交叉紧贴于颈部,来回摩擦20下,然后从上向下按颈部,先左手按四遍,再右手按四遍。

（2）左顾右盼：双手叉腰，先将颈部缓慢转向左侧，至极限位，停留3s，再缓慢转向右侧至极限位，停留3s，反复5~10次。动作要尽力舒展，以不感到难受为宜。

（3）前后点头：先将颈部缓慢向前伸，让下颌尽量贴近胸骨至极限位，停留3s，再缓慢向后仰至极限位，眼睛看向天花板，停留3s，反复3~5次。

（4）青龙摆尾：先将头颈向左前，然后缓慢向右做绕环动作，再回到准备姿势。然后，反方向做同样动作，反复3~5次。

（5）旋肩舒颈：将双手置于两侧肩部，掌心朝下，两臂由后向前缓慢旋转20次，再由前向后缓慢旋转20次。

（6）颈项争力：左手放在背后，右手手臂置于胸前，右手掌向左平行推出，同时头向右转至极限位，停留3s，再交换左右手，反复3~5次。

（7）头手相抗：两手十指交叉紧贴于颈后，手向前用力顶头颈，头颈部向后用力，使两力相抗，保持3s，反复3~5次。

（8）仰头望掌：双手十指交叉上举过头，掌心朝上，头向后仰，看向手背，保持3s，反复3~5次。

（9）提肩缩颈：双肩慢慢提起，颈部尽量往下缩，停留片刻后，双肩慢慢放松地放下，同时头颈自然伸出，然后再将双肩用力往下沉，头颈向上拔伸，停留3s后双肩部放松，自然呼气，反复3~5次。

（10）自我按摩：双手从发鬓到颈根部，内侧向外侧推并揉动颈背部的肌肉；手指按压一侧两肩胛内角到脊柱之间的肌肉，从下往上，先左侧再右侧；穴位按摩：风池穴（颈部两侧靠近发根凹陷处）、肩井穴（颈部上侧突起骨头到肩外侧突起骨头的中间点，即肩膀上肌肉的高点，左右都有）、肩贞穴（腋窝后侧向上一寸的地方，左右均有）。

放松活动：全身放松自由活动10s后结束。

以上动作，每日3~5次，每次10~20组。

3. 注意事项

（1）适用于慢性轻型颈椎病。但有较为明显的脊髓受压症状时，应禁止进行该运动。

（2）椎动脉型颈椎病患者进行头颈部旋转运动时，宜轻柔缓慢，动作幅度小，并适当降低运动的节奏和强度。

（3）脊髓型颈椎病、颈椎不稳定、颈部转动时疼痛明显、高血压病人不宜进行该运动。

【实训报告】

根据老年人情况，列出颈椎康复操锻炼的操作步骤及注意要点。

【实训评价】

1. 采用教师评价、小组互评与学生自评相结合的方法。

2. 教师根据学生在案例讨论中的表现以及完成实训报告的情况等方面进行综合评价。

（徐小娜）

实训项目二　中医养生保健——艾灸法

【实训目的】

1. 具有高度的责任心，关爱老年人，维护老年人健康。

2. 熟练掌握老年人脑血管意外后遗症艾灸的保健方法。

3. 熟悉老年人脑血管意外后遗症艾灸的注意事项。

4. 了解老年人脑血管意外后遗症的其他康复保健方法。

5. 学会运用脑血管意外后遗症的艾灸保健方法,开展老年人脑血管意外后遗症的健康指导。

【实训准备】

1. 施术者操作前准备 仪表大方,举止端庄,衣着鞋帽整齐,态度和蔼,语言温柔,洗手、戴口罩。

2. 用物准备 艾条灸:治疗盘、艾条、火柴、弯盘,必要时备艾灸盒。艾炷灸:治疗盘、艾绒、艾炷器、火柴、镊子、弯盘。间接灸:治疗盘、艾绒、艾炷器、火柴、镊子、弯盘,根据需要准备厚 0.2～0.3cm、直径约 2cm 的鲜姜片或鲜大蒜头数片,或用大蒜捣泥,取 0.3cm 厚的大蒜泥敷于穴位皮肤。亦可根据需要准备食盐或其他药物若干。

3. 受术者准备 取合理体位,松解衣着,暴露施灸部位,用纱布清洁皮肤,注意保暖。

4. 环境准备 温度、湿度适宜,光线明亮。

【实训学时】

1 学时。

【案例资源】

张某,男,73 岁,左侧半身不遂,伴语言欠流利 1 个月。患者 1 个月前有过卒中昏迷治疗史,现左侧身体无自主活动,神清、语言欠流利,无头痛、头晕,二便可控,舌红,苔黄腻而干,脉弦细。诊断为卒中(脑血管意外)后遗症,辨证为中经络。遂采用针灸及推拿进行治疗,每日 1 次,15 次为 1 个疗程。6 个疗程后,左侧肢体功能得到改善,语言较清晰。

体格检查:神清,BP 145/95mmHg,HR 86 次/min,律齐,双瞳孔等大等圆,对光反射存在,左上下肢肢体瘫痪无力,肢体麻木、疼痛、沉重难移,局部水肿,左侧深浅感觉障碍,伴足下垂、内翻,生活自理能力下降。

辅助检查:头颅 MRI 检查示右侧大脑缺血性梗死。

既往史:患者原有风湿性心脏病史 20 年,高血压史 13 年,阵发性房颤病史 8 年,吸烟 34 年,20 支/d。

讨论:老年脑血管病后遗症如何进行中医保健。

【实训方法与过程】

1. 评估 评估受术者的主要临床表现、既往史、施术部位的皮肤情况、对疼痛的耐受程度、心理状况、禁忌证等。环境评估:安静整洁、安全、温湿度适宜。

2. 操作方法 携用物至床旁,核对,取合适体位。

(1)艾条灸:①点燃艾条一端,手持艾条,将点燃的一端对准施灸穴位,燃端距应灸穴位或局部 2～4cm 处熏灸,使局部有温热感,以不感烧灼为度。随时弹去艾灰,灸至局部皮肤红晕。②每次灸 15～30min,使局部皮肤红润、灼热。③中途艾绒烧灰较多时,应将绒灰置于弯盘中,避免落在受术者身上。④施灸时需在特殊部位施灸时,可用艾灸盒,即受术者取平卧或俯卧位,将点燃之艾条放于盒内纱隔层上,灸盒放在应灸穴位处,加盖后可使其自行燃烧艾条,达到艾灸的目的。

(2)艾炷灸:①根据病情需要,将艾绒放入艾炷器内,制成大小适宜之艾炷。②将艾炷置于应灸穴位上,点燃艾炷顶端。③等艾炷燃至受术者感发烫时,即用镊子取下放入弯盘,另换一艾炷,继续点燃。④一般每次灸 3～5 壮(每个艾炷谓一壮)。

（3）间接灸：①暴露应灸部位。②取鲜姜片或蒜片（蒜泥），放于穴位，上置艾炷。③点燃后待受术者感灼热时即更换艾炷，连灸3~5壮。④脐部也可敷食盐后，置艾炷灸之，称隔盐灸，或在穴位放其他药物如附子片等，统称间接灸。

3. 观察　在操作过程中随时观察局部皮肤及病情变化，询问受术者有无不适，防止艾灰脱落，造成烧伤或毁坏衣物。

4. 整理　操作结束，协助受术者整理衣着，安排舒适体位，整理床单位，清理用物。

5. 评价　施术部位的准确度，皮肤情况；体位是否合理；受术者的满意度及目标达成度等。

6. 记录　详细记录施术后受术者的客观情况，并签名。

7. 艾灸注意事项

（1）行艾灸时，受术者须保持舒适体位，以免自行移动时，艾灰脱落或艾炷倾倒而发生烫伤或烧坏衣被等。

（2）艾条灸时，要注意燃点的距离，太近则易烫伤，太远则疗效不佳，应随时询问受术者温热感，并观察局部潮红程度。行艾炷灸时，更应认真守护观察，以免发生烫伤。

（3）灸后如起小水疱，一般无须处理或涂甲紫等消毒液，较大水疱应消毒后用无菌针头刺破，涂上甲紫或金万红软膏。

（4）艾条灸毕，应将剩下之艾条套入玻璃试管内或将燃头浸入水中，以彻底熄灭，防止再燃。如有绒灰脱落床上，应清扫干净，以免复燃。

（5）艾灸毕应为受术者盖好衣被，开窗通风，保持室内空气新鲜。

（6）凡颜面、五官区域、大血管、黏膜处及热证，一般不宜艾灸。

【实训报告】

1. 老年脑血管病后遗症常取哪些穴位进行温和灸，这些腧穴的定位、归经如何？

2. 老年脑血管病后遗症常取哪些穴位进行拔罐保健，如何操作？

3. 老年脑血管病后遗症常取哪些耳穴保健，如何操作？

4. 老年脑血管病后遗症常选哪些手法进行推拿保健，如何操作？

【实训评价】

1. 采用教师评价、小组互评与学生自评相结合的方法。

2. 以学生在案例讨论中的表现以及完成实训报告的情况等方面进行综合评价。

（李丽娟）

实训项目三　便秘的保健指导

【实训目的】

1. 具有爱心、细心和责任心，对老年人的便秘能够真诚关怀、科学分析、耐心指导。

2. 熟练掌握老年人便秘的保健指导方法。

3. 学会运用顺时针环形按摩腹部的保健方法，开展老年人便秘的健康指导。

【实训准备】

1. 物品准备　治疗车、基础治疗盘、毛巾两条、按摩介质、快速手消液、笔、执行单、垃圾桶等。

2. 环境准备　安静整洁、安全、温湿度适宜，必要时屏风遮挡。

3. 老年人准备　着宽松舒适的衣服。

【实训学时】

1学时。

【案例资源】

张爷爷,83岁,由于老年人行动不方便,平时活动少,因牙口不好,长期吃精细食物,以流质食物为主,不喜欢吃水果、蔬菜。习惯性便秘多年,表现为排便困难,粪便干硬,大便秘结几天一次甚至更长时间,大便排不出胃胀更厉害,甚是痛苦。自述腹胀、腹痛。

体格检查:神志清楚,T 36.5℃、HR 80次/min、R 16次/min、BP 132/88mmHg,腹肌稍紧张,压痛(+)。

辅助检查:粪便常规见粪便干结,腹部平片显示肠腔内大量气体、液体、有粪块。

既往史:既往体健,多年排便困难。否认长期慢性咳嗽、咳痰、咯血、腹痛、便血、低热、体重减轻史。诊断为习惯性便秘。

讨论:①该老年人健康指导包括哪些方面? ②针对张爷爷当前主要健康问题,如何对他及家属进行保健指导?

【实训方法与过程】

1. 实训方法

(1)案例分析:学生根据案例,小组讨论问题并发言,教师评讲,分析案例,明确便秘老年人的预防保健措施,引出预防老年人便秘的操作——顺时针环形按摩腹部的保健方法。

(2)教师示教:腹部按摩流程及方法。

(3)学生模仿:练习腹部按摩的方法。

(4)教师考核:考核学生腹部按摩方法的掌握的情况。

(5)教师总结:总结便秘老年人的保健指导,纠正学生操作中的错误姿势。

2. 操作过程

(1)仪表要求:着装规范,仪表端庄,举止得体,符合要求。

(2)评估:①评估老年人,老年人全身情况、主要症状、临床表现、既往史、是否进食、腹部皮肤情况、按摩耐受程度。②环境评估,安静整洁、安全、温湿度适宜,必要时屏风遮挡。

(3)用物准备:将基础治疗盘、毛巾两条、按摩介质、快速手消液、笔、执行单、垃圾桶置于治疗车上。

(4)核对解释:①护理人员准备,修剪指甲、洗手、戴口罩,检查用物,放置合理。②查对老年人信息,确认治疗项目,自我介绍,向老年人解释操作目的及配合方法。

(5)再次核对:备齐用物推治疗车至床旁,再次核对老年人信息、确认治疗项目。

(6)老年人准备:协助老年人取平卧位,暴露按摩部位,注意保暖,铺毛巾,保护衣裤不被污染。

(7)按摩:取按摩介质适量于手掌心,对搓片刻,使双手温热。①摩法:轻摩腹部,双手有规律地在腹部做环形摩擦移动30圈;②揉法:叠掌揉腹,用全掌、掌根或大小鱼际着力于按摩部位,带动皮下组织做回旋运动2~3min;③点按法:穴位(中脘、下脘、气海、关元、天枢)选择正确,用指腹点按穴位,力度适中,注意指甲不要接触老年人皮肤,每个穴位点按1~2min;④拿法:轻拿腹直肌,双手自上而下轻拿腹直肌3~5次,拿取部位准确,动作缓和而有连贯性;⑤推结肠:双手叠掌,沿结肠走向从右下腹开始,顺时针单方向缓慢推动2~3min,用力要稳,速度缓慢均匀;⑥搓法:按摩时肩、肘、腕充分放松,压力、频率、腕臂的摆动幅度均匀,每分钟摆动120次左右;⑦推法:分推腹部,双手掌自上而下分推腹部3~5次,用力要稳,速度缓慢均匀。

（8）整理:治疗完毕,协助老年人衣着,整理床单元;整理用物,垃圾分类放置。

（9）再次核对:洗手,再次核对老年人信息及确认治疗项目后,勾签执行单。

（10）健康指导:告知老年人顺时针环形按摩腹部的方法,嘱老年人自行练习。

3. **注意事项** 一般选择在夜间入睡前和起床前进行,排空小便,洗清双手,取仰卧位,双膝屈曲,全身放松,按揉时,用力要适度,精力集中,呼吸自然。值得注意的是,腹部皮肤化脓性感染或腹部有急性炎症（如肠炎、痢疾、阑尾炎等）时,不宜按揉,以免炎症扩散;腹部有癌症,也不宜按揉,以防癌扩散或出血。另外,消化道出血或炎症期间,不适合进行腹部按摩。

【实训报告】

根据老年人的情况,列举出便秘具体的预防保健措施。

【实训评价】

1. 采用教师评价、小组互评与学生自评相结合的方法。

2. 以学生在案例讨论中的表现、操作规范、考核以及完成实训报告的情况等方面进行综合评价。

（徐小晴）

实训项目四　盆底肌训练

【实训目的】

1. 具有高度的责任心,关爱老年人,细心观察、耐心指导训练维护老年人健康。

2. 熟练掌握老年人盆底肌训练的保健指导方法。

3. 通过老年人盆底肌训练的健康指导,改善老年人盆底肌肉张力,增强对大小便的控制能力;锻炼已经松弛的盆底肌肉,减少咳嗽、打喷嚏等增加腹压时所引起的小便失禁;预防老年人肛门疾病术后组织水肿;预防老年人肛门松弛及痔疮复发等。

【实训准备】

1. **用物准备** 床,必要时准备薄被。

2. **环境准备** 环境安静、整洁、隐蔽、舒适,光线适中、温湿度适宜。

3. **老年人准备** 安静状态下,穿棉质、柔软舒适的衣服。

【实训学时】

1学时。

【案例资源】

白奶奶,73岁,农民。咳嗽后漏尿20年,加重2个月。近2个月来,打喷嚏、咳嗽时漏尿症状较前明显,漏尿偶可浸湿内裤,未使用卫生巾,并伴有下腹坠胀不适。

体格检查:T 36.5℃,BP 120/80mmHg,HR 80次/min,体重70kg,身高155cm,BMI 29.13。神志清楚,配合检查,查体无异常。

辅助检查:尿常规阴性。

妇科检查:

外阴:老年型,无尿疹及皮炎。

阴道：通畅，阴道壁萎缩，无充血。屏气后阴道前、后壁均呈球状膨出，但未超过阴道口，会阴
　　Ⅰ度陈旧性裂伤。

宫颈：光滑，萎缩，质中，屏气后宫颈下移近处女膜缘内侧上方2cm处。

子宫：前位，萎缩，质中，无压痛。

双附件：未扪及异常。

既往史：无高血压、糖尿病、甲亢等病史及手术史。

个人史：平素在家务农（需提水、挑担等体力活）。

家族史：无异常。

月经史：14岁初潮，48岁绝经。

孕产史：G4P4，均在家自然分娩，胎儿出生体重不详，无难产史，自述产后不久即恢复体力劳
　　动。已结扎。

讨论：①该老人主要的健康问题是什么？②针对老人当前主要问题，如何对老人及家属进行保健指导？

【实训方法与过程】

1. 实训方法　教师介绍本次实训的目的与要求，详细讲解示范操作；将学生分为若干组（每组3人），分角色扮演老年人与护士，体验盆底肌训练的保健指导方法；各组内演练评价；教师组织组间互评后，再结合评价反馈总结归纳，进一步拓展视野，完善知识体系；学生结合本组讨论及角色扮演情况，对照他组自我评价，小组互评，教师总结评价，完成实训报告。

2. 操作过程

（1）核对老年人信息。

（2）评估老年人：①年龄、病情、控尿能力、局部皮肤情况、性别、肛周情况，近期有无做前列腺或直肠手术；②心理状态、合作程度；③对盆底肌训练的认知。

（3）评估环境，安静、隐蔽。

（4）向老年人解释操作目的：①解释盆底肌训练的目的和意义，使老年人配合；②嘱老年人排空大小便。

（5）洗手、戴口罩。关门窗，屏风遮挡。

（6）协助老年人平卧，双腿弯曲，将两足尽量靠近臀部。

（7）将老年人双臂平放身体两侧，以脚掌和肩部作为支点。

（8）协助将臀部抬高10～15cm，指导收缩臀部肌肉（平静呼吸，放松大腿、臀部和腹部肌肉，集中注意力，吸气时提拉盆底肌肉，呼气时放松盆底肌肉），将盆底肌向上提拉。

（9）每次持续5～10s，然后放松，协助放平臀部，重复进行15～20次。一天可以多次进行，以老人不累为度。

（10）再次核对老年人信息，根据老年人的文化程度、健康知识进行针对性的健康指导，重点讲述盆底肌训练的方法步骤。

（11）整理床单位，询问老年人需要。

（12）洗手，记录。

3. 注意事项

（1）操作时避免老年人受凉。

（2）严重脱肛的老年人不能进行此项操作。

（3）对盆底肌训练不能耐受的老年人可先排净大小便再行此操作。

【实训报告】

根据老年人文化程度、健康知识和病情,列出健康指导内容。

【实训评价】

1. 采用教师评价、小组互评与学生自评相结合的方法。

2. 以学生在案例讨论中的表现、分组练习的表现以及完成实训报告的情况等方面进行综合评价。

（张　钦）

实训项目五　足部养生保健——按摩法

【实训目的】

1. 具有爱心、细心和高度的责任心,精益求精、耐心细致的职业态度,真诚关怀老年人的健康。

2. 熟练掌握老年人足部养生保健——按摩法的操作程序。

3. 学会运用足部养生保健——按摩法,开展老年人足部养生保健按摩指导。

【实训准备】

1. 用物准备　床或椅子,按摩介质、按摩球、按摩棒;泡脚用物(泡脚盆、毛巾、温水,40℃左右,以老年人感觉舒适为佳);手消液,必要时准备薄被。

2. 环境准备　环境安静整洁、安全舒适,光线适中、温湿度适宜。

3. 老年人准备　安静状态下,穿棉质、柔软舒适衣物。

【实训学时】

1学时。

【案例资源】

李奶奶,78岁。初中语文教师,退休后户外活动较少,空闲时间多用于看手机、电视,喜欢关注养生保健知识。精神状态尚好,体检未见异常,主诉静坐不动时脚冷,喜用热水袋。

讨论:①如何针对上述老年人及家属进行足部养生保健按摩指导? ②指导老年人及家属进行足部养生保健——按摩法应注意哪些方面?

【实训方法与过程】

1. 实训方法　教师介绍本次实训的目的与要求,详细讲解操作步骤;学生两人一组分角色扮演,亲身体验按摩手法、舒适度及沟通技巧;各组代表发言,组内成员补充;教师组织各组互评,再结合评价反馈总结归纳,进一步拓展视野,完善知识体系;学生结合角色扮演感受互评及教师总结,完成实训报告。

2. 操作过程

（1）仪容仪表:着装整洁,仪表端庄,举止得体,符合职业规范。

（2）核对解释:核对并向老年人解释操作目的及注意事项,取得配合。

（3）评估:①老年人的健康状况、自理能力、文化程度、按摩耐受程度等;②环境安静整洁、安全舒适,光线适中、温湿度适宜;③用物准备齐全。

（4）安置体位:再次核对,协助老年人取舒适的坐位或半坐卧位,暴露按摩部位,注意保暖。

（5）足部按摩：一般先用热水泡脚 10～15min，然后取适量按摩介质于手掌心，对搓片刻，使双手温热，再进行足反射区按摩。足部按摩可充分刺激足反射区，从而加强脏腑功能，起到预防保健的作用。由于足部面积小，按摩着力点也小，因此一般以手指着力操作为主，其他手法为辅。要求手法细腻，节奏感强，有独特的操作力度与方向。

1）摩擦生热（双脚）：老年人端坐。双脚足底合拢，相互摩擦，每次 100 下。或将一个网球大小的按摩球踩在脚下，来回滚动 3～5min。这样摩擦有助于防止足弓抽筋，还可缓解疲劳。

2）捶击足底：足是人体的保健养生"特区"。充分开发这个"特区"的潜能对预防某些疾病有一定益处。每晚睡前用按摩棒轻轻捶击足心，每次 50～100 下，使之产生酸、麻、热、胀的感觉，左右脚各做一遍；也可以拳击足底。端坐在床上，左脚向里弯曲平放于床面，右手握拳，用适当力度拳击足底，每次 50～100 下。同法左手拳击右脚。

3）按摩穴位：按摩涌泉穴和太溪穴有利于日常保健。

①涌泉穴：位于足底部，在第 2、3 趾的趾缝纹头端与足跟连线的前 1/3 处。俗话说"若要老人安，涌泉常温暖"，推搓涌泉穴俗称"搓脚心"，需搓出热感。具体方法是用拇指从足跟向涌泉穴做前后反复的推搓，或用手掌轻缓地拍打，以足底部有热感为宜。

另外，还可用热盐水泡脚温暖涌泉穴，水温以老年人自我感觉舒适为宜，每日临睡前浸泡 15～30min。

②太溪穴：在足内侧，内踝尖与跟腱间的凹陷处。取坐位，双脚自然向上分开，或取盘腿坐位，然后用双拇指点按或按揉太溪穴，以感到酸痛为宜。能够温肾补阳，对于阳虚引起的怕冷、四肢冰凉有较好的疗效。

4）转动脚踝：盘坐于床上，一手握住脚踝，另一手握住脚掌，缓慢转动。也可坐在椅子上，脚尖着地，以脚踝为轴转动，一般每次左右各转 100 下，早晚各一次，做到脚部发热更佳。

5）拍打腿部：取坐位，上身微微前倾，左腿屈膝。两手自然伸出，两掌相对，沿膝两侧向脚踝拍打，从上到下按照经脉走向，先用双手拍打腿部的外侧和内侧，再拍打前侧和后侧，一般各拍打 100 次；同法拍打右腿。拍打要有频率、有节奏，力度大小以自我感觉舒适为宜。

（6）核对观察：再次核对，并观察老年人足部按摩后的反应、有无不适。

（7）整理记录：按摩结束，妥善处理用物，洗手并记录。

（8）健康指导：告知老年人足部养生保健按摩的方法，嘱老年人自行练习，礼貌告别老年人及家属。

3. 注意事项

（1）老年人足部溃烂、高热、骨折、关节脱位、急性心肌梗死、心衰、各种出血等急性病，禁忌按摩。

（2）空腹、暴饮暴食、洗澡后 1h 内以及极度疲劳时均不宜做足部按摩。

（3）按摩前认真评估老年人的健康情况、自理能力、文化程度、按摩耐受程度及周围环境的安全情况等。

（4）按摩前修剪指甲，保持手卫生，摘去手表、手饰，以免划伤皮肤。

（5）按摩时手要保持温暖。天气寒冷时，先将双手搓热，或泡在热水中温热，也可用热水袋暖热后再行按摩。

（6）避免压迫骨骼部位，防止骨膜发炎或溢血肿胀现象（患血小板减少症者容易发生青紫肿块，应该注意）。

（7）如因长期按摩感觉迟钝者，可先用热盐水泡脚半小时再按摩，以增强敏感度，提高疗效。

（8）按摩后，如老年人感觉疲劳，可以休息片刻，但要注意保暖，以防感冒。

（9）按摩后半小时内尽量饮水500ml左右，有利于代谢废物排出，肾脏患者饮水量根据病情而定。

【实训报告】

根据老年人实际情况，列出足部养生保健——按摩法的操作步骤及注意要点。

【实训评价】

1. 采用学生自评、小组互评与教师评价相结合的方法。

2. 教师根据学生在案例讨论、角色扮演中的表现及实训报告完成情况等方面进行综合评价。

（雏翠林）

教学大纲(参考)

一、课程性质

老年保健是中等卫生职业教育护理专业一门重要的专业(技能)方向课程。本课程的主要内容包括绪论、老年人居家养老保健、运动保健、营养保健、心理保健、家庭用药保健指导、中医养生保健、常见健康问题的预防保健以及老年保健实训指导等。本课程的任务坚持立德树人的教育方针,以习近平新时代中国特色社会主义思想为指导,凝练"尊重生命、精益求精、护佑健康、敬业慎独"的职业精神;培养爱心仁术、无私奉献的职业道德;弘扬中华传统文化,实现中华民族伟大复兴。通过学习使学生掌握老年人生活、身心健康各方面的预防保健专业知识,锻炼实训操作的技能,并能指导老年人初步采取预防、保健策略,提升学生的综合服务能力。

二、课程目标

寓德于教,寓爱于行。通过本课程的学习,使学生能够达到下列要求:

(一)职业素养目标

1. 具有敬佑生命、救死扶伤、甘于奉献、大爱无疆的职业精神。

2. 具有高度的责任心、尊重、关爱老年群体身心健康的职业素养,专业方面精益求精、真诚帮助老年人护佑健康。

3. 具有老年预防保健的基本知识和技能,能够开展社区老年预防保健的各项工作。

4. 具有指导老年人进行居家自我保健的基本能力,能够为老年人提供耐心指导,悉心照顾的服务。

(二)专业知识和技能目标

1. 掌握老年人养生、生活起居、饮食、运动、心理、药物等自我保健的内容。

2. 掌握老年人常见健康问题、常见疾病的预防保健措施。

3. 熟悉老年保健的原则、任务和策略。

4. 了解老年保健的概念、老年群体的各个特点。

5. 熟练掌握老年人居家、饮食、运动的自我保健的措施、保持心理健康、自我情绪调控及家庭用药指导等保健内容。

6. 弘扬传统文化,学会中医养生保健方法,对老年人进行自我保健指导和健康教育。

三、学时安排

教学内容	学时		
	理论	实训	合计
一、绪论	2		2
二、老年人居家养老保健	2		2
三、老年人运动保健	2	1	3
四、老年人营养保健	2		2
五、老年人心理保健	2		2
六、老年人家庭用药保健指导	2		2

教学内容	学时		
	理论	实训	合计
七、老年人中医养生保健	3	1	4
八、老年人常见健康问题的预防保健	4	3	7
合计	19	5	24

四、课程内容与要求

单元	教学内容	教学要求	教学活动参考	参考学时	
				理论	实训
一、绪论	（一）老年保健概述		理论讲授 多媒体演示	2	
	1. 老年保健概念	掌握			
	2. 老年保健的原则	熟悉			
	3. 老年保健的群体及特点	掌握			
	4. 老年保健的任务与策略	熟悉			
	（二）国内外老年保健发展趋势				
	1. 国外老年保健现状及发展	了解			
	2. 我国的老年保健现状及发展	了解			
	（三）老年人自我保健和健康行为促进				
	1. 老年人自我保健	掌握			
	2. 老年人的健康行为与促进	熟悉			
	3. 老年福利行政	了解			
二、老年人居家养老保健	（一）老年人居家环境		理论讲授 多媒体演示	2	
	1. 居家环境危险因素评估	熟悉			
	2. 老年人的居室环境	掌握			
	（二）老年人日常生活与卫生清洁				
	1. 老年人的健康生活方式	掌握			
	2. 老年人的卫生清洁	熟悉			
	3. 老年人的四季起居养生保健	掌握			
	4. 老年人的性生活保健	了解			
三、老年人运动保健	（一）老年人运动保健的作用与原则		理论讲授 多媒体演示	2	1
	1. 老年人运动保健对各系统的作用	了解			
	2. 老年人运动保健的原则	掌握			

单元	教学内容	教学要求	教学活动参考	参考学时	
				理论	实训
	（二）老年人运动养生的方法				
	1. 老年人运动能力的评估	掌握			
	2. 老年人运动保健的项目	熟悉			
	3. 老年人运动处方及注意事项	熟悉			
	4. 特殊老年人的运动	掌握			
四、老年人营养保健	（一）老年人饮食与营养		理论讲授多媒体演示	2	
	1. 老年人营养需求及影响因素	熟悉			
	2. 老年人营养保健的原则	掌握			
	（二）老年人营养保健的方法				
	1. 老年人健康膳食的方法	掌握			
	2. 老年人常见饮食营养相关问题的营养保健	熟悉			
	3. 老年人的四季饮食养生	了解			
五、老年人心理保健	（一）老年人的心理特点及影响因素		理论讲授多媒体演示	2	
	1. 老年人的心理特点	了解			
	2. 老年人心理变化的影响因素	了解			
	3. 老年人心理发展的主要矛盾	了解			
	（二）老年人心理保健的原则与方法				
	1. 老年人心理健康的概念	熟悉			
	2. 老年人心理健康的标准	熟悉			
	3. 老年人心理保健的原则	熟悉			
	4. 老年人心理保健的方法	掌握			
	（三）老年人常见的心理问题及预防保健				
	1. 老年期焦虑	掌握			
	2. 老年期抑郁	掌握			
	3. 老年人孤独	掌握			
	4. 老年人自卑	掌握			
	5. 丧偶与再婚	掌握			
	6. "空巢"综合征	掌握			
	7. 离退休综合征	掌握			
	8. 脑衰弱综合征	掌握			
	9. 高楼住宅综合征	掌握			

单元	教学内容	教学要求	教学活动参考	参考学时	
				理论	实训
六、老年人家庭用药保健指导	（一）老年人用药特点及原则		理论讲授 多媒体演示	2	
	1. 老年人的用药特点	了解			
	2. 老年人的用药原则	熟悉			
	（二）老年人家庭用药指导				
	1. 评估老年人的用药情况	掌握			
	2. 提高老年人用药依从性	掌握			
	3. 指导老年人家庭用药	掌握			
七、老年人中医养生保健	（一）中医养生保健的基本知识		理论讲授 多媒体演示	3	1
	1. 概念	了解			
	2. 中医养生保健的特点	掌握			
	3. 中医养生保健的基本观念	了解			
	4. 中医养生保健的基本原则	熟悉			
	（二）中医养生保健常用方法				
	1. 精神情志养生法	熟悉			
	2. 生活起居养生法	熟悉			
	3. 饮食药膳养生法	熟悉			
	4. 运动养生法	熟悉			
	5. 针灸按摩养生法	掌握			
	6. 其他养生法	熟悉			
	（三）老年人常见健康问题的中医养生保健方法				
	1. 老年高血压的中医保健	掌握			
	2. 老年冠心病的中医保健	掌握			
	3. 老年脑血管意外后遗症的中医保健	掌握			
	4. 老年糖尿病的中医保健	掌握			
	5. 老年颈腰痛的中医保健	掌握			
	6. 老年膝关节病的中医保健	掌握			
	7. 老年便秘的中医保健	熟练掌握			
	8. 老年失眠的中医保健	掌握			
	9. 老年心理健康问题的中医保健	掌握			
八、老年人常见健康问题的预防保健	（一）食欲缺乏		理论讲授 多媒体演示	4	3
	1. 健康问题概述	熟悉			
	2. 预防保健措施	熟练掌握			

单元	教学内容	教学要求	教学活动参考	参考学时 理论	参考学时 实训
	（二）便秘				
	1. 健康问题概述	熟悉			
	2. 预防保健措施	熟练掌握			
	（三）睡眠障碍				
	1. 健康问题概述	熟悉			
	2. 预防保健措施	熟练掌握			
	（四）跌倒				
	1. 健康问题概述	熟悉			
	2. 预防保健措施	熟练掌握			
	（五）疼痛				
	1. 健康问题概述	熟悉			
	2. 预防保健措施	熟练掌握			
	（六）骨质疏松				
	1. 健康问题概述	熟悉			
	2. 预防保健措施	熟练掌握			
	（七）视听障碍				
	1. 视觉障碍				
	（1）健康问题概述	熟悉			
	（2）预防保健措施	熟练掌握			
	2. 听觉障碍				
	（1）健康问题概述	熟悉			
	（2）预防保健措施	熟练掌握			
	（八）皮肤瘙痒				
	1. 健康问题概述	熟悉			
	2. 预防保健措施	熟练掌握			
九、实训指导	实训项目一　颈椎康复的保健指导	熟练掌握	示教		1
	实训项目二　中医养生保健——艾灸法	熟练掌握	技能实训		1
	实训项目三　便秘的保健指导	熟练掌握			1
	实训项目四　盆底肌训练	熟练掌握			1
	实训项目五　足部养生保健——按摩法	熟练掌握			1

五、说明

（一）教学安排

本教学大纲主要供中等卫生职业教育护理、助产专业教学使用，第三学期开设，总学时为 24 学时，其中理论教学 19 学时，实训教学 5 学时。学分为 1.5 学分。

（二）教学要求

1. 坚持立德树人、德技并修是新修订的职业教育法对人才培养提出的目标要求，要把德育放在首位，在职业教学中贯穿"课程思政"教育。善用"前辈、英雄的故事"思政载体，融合专业的思政元素，把"潜心钻研、细心观察、耐心指导、悉心照顾、爱心敬业、仁心担当"的职业精神不断传承；培养学生具有爱心仁术、无私奉献的职业道德；并坚持"文化自信"弘扬中医传统文化，实现中华民族伟大复兴。

本课程对理论部分教学要求分为掌握、熟悉、了解 3 个层次。掌握：指对基本知识、基本理论有较深刻的认识，并能综合、灵活地运用所学的知识解决实际问题。熟悉：指能够领会概念、原理的基本含义，解释护理现象。了解：指对基本知识、基本理论能有一定的认识，能够记忆所学的知识要点。

2. 本课程重点突出以岗位能力为导向的教学理念，在实训技能方面分为熟练掌握和学会 2 个层次。熟练掌握：指能独立、规范地解决老年人饮食、运动、药物等自我保健，完成对老年人进行自我保健指导。学会：指在教师的指导下能初步实施老年人中医养生、常见健康问题的自我保健措施，着重培养学生对老年人的人文关怀。

（三）教学建议

1. 本课程依据护理岗位的工作任务、职业能力要求，强化理论实训一体化，突出"做中学、做中教"的职业教育特色，根据培养目标、教学内容和学生的学习特点以及职业资格考核要求，传授知识的同时注重培养学生的实训能力；在教学中坚持融合思政教育，立德树人、铸魂育人，融入"行业楷模"榜样故事、熏陶职业情感，传承职业精神，塑造学生科学高尚的人生观、价值观；建议运用现代化信息技术手段，采用项目教学、案例教学、任务教学、角色扮演、情境教学等方法，让学生的自主学习、合作学习和翻转课堂等教学组织形式有机结合。

2. 教学过程中，可通过课堂测验、观察记录、技能考核和理论考试等多种形式对学生的职业素养、专业知识和技能进行多元立体的综合性考评。综合评价应体现评价主体、评价过程、评价方式的多元化。建立教师评价、学生互评与自我评价相结合，校内与校外评价相结合，职业技能鉴定与学业考核相结合，过程与结果评价相结合的综合素质评价体系。过程性评价应以情感态度、岗位能力、职业行为等多方面对学生在整个学习过程中的表现进行综合测评；结果性评价要从学生知识要点的掌握、操作技能的熟练程度、完成任务的质量等方面进行评价。不仅关注学生对知识的理解和技能的掌握，更要关注在实训中应用知识与解决实际问题的能力水平。重视规范的实训操作能力、敏锐的洞察能力、分析解决问题的能力、爱岗敬业等专业素质的培养，以及树立科学严谨、关爱老年人的服务意识。

参 考 文 献

[1] 刘伟. 老年保健 [M]. 北京: 人民卫生出版社, 2015.

[2] 张小燕, 王春先. 老年护理学 [M]. 3 版. 北京: 人民卫生出版社, 2015.

[3] 肖新丽. 老年护理 [M]. 2 版. 北京: 高等教育出版社, 2019.

[4] 陆惠华, 方宁远. 老年医学新概念 [M]. 上海: 上海交通大学出版社, 2021.

[5] 李莉, 吴鸥. 皮肤性病学护理工作手册 [M]. 北京: 人民卫生出版社, 2020.

[6] 沈梨. 老年护理 [M]. 4 版. 北京: 科学出版社, 2021.

[7] 化前珍, 胡秀英. 老年护理学 [M]. 4 版. 北京: 人民卫生出版社, 2018.

[8] 邵湘宁. 针灸推拿学 [M]. 2 版. 北京: 中国中医药出版社, 2017.

[9] 刘明军. 针灸推拿与护理 [M]. 2 版. 北京: 人民卫生出版社, 2017.

[10] 罗清平. 老年中医康复保健 [M]. 北京: 机械工业出版社, 2019.

[11] 邓沂. 老年中医养生保健 [M]. 2 版. 合肥: 安徽科学技术出版社, 2020.

[12] 孙秋华. 中医护理学 [M]. 4 版. 北京: 人民卫生出版社, 2017.

[13] 周宁玉, 黄静. 老年人中医保健养生服务指南 [M]. 2 版. 北京: 高等教育出版社, 2017.

[14] 孙建萍, 张先庚. 老年护理学 [M]. 4 版. 北京: 人民卫生出版社, 2018.

[15] 朱依谆, 殷明. 药理学 [M]. 8 版. 北京: 人民卫生出版社, 2017.

[16] 董翠红, 张新烈. 老年护理学 [M]. 3 版. 上海: 同济大学出版社, 2018.

[17] 中国营养学会. 中国居民膳食指南 (2022)[M]. 北京: 人民卫生出版社, 2022.

[18] 中国营养学会. 2018—2019 营养学学科发展报告 [M]. 北京: 中国科学技术出版社, 2020.

[19] 中国营养学会. 中国居民膳食指南科学研究报告 (2021)[M]. 北京: 人民卫生出版社, 2022.

[20] 曾果. 营养与疾病 [M]. 成都: 四川大学出版社, 2017.

[21] 杨月欣, 王光亚, 潘兴昌. 中国食物成分表(标准版)[M]. 6 版. 北京: 北京大学医学出版社, 2018.

[22] 余海忠, 黄升谋. 食品营养学概论 [M]. 北京: 中国农业大学出版社, 2018.

[23] 孙建琴, 张美芳. 社区老年营养与慢性病管理 [M]. 上海: 上海科学技术出版社, 2019.

[24] 沈秀华. 食物营养学 [M]. 上海: 上海交通大学出版社, 2020.

[25] 中华医学会骨质疏松和骨矿盐疾病分会. 原发性骨质疏松症诊疗指南 (2017)[J]. 中国骨质疏松杂志, 2019, 25(3): 281−309.